Ratgeber Tinnitus und Hyperakusis

Ratgeber zur Reihe Fortschritte der Psychotherapie
Band 41

Ratgeber Tinnitus und Hyperakusis

Prof. Dr. med. Gerhard Goebel, Dr. med. Carl Thora

Herausgeber der Reihe:

Prof. Dr. Kurt Hahlweg, Prof. Dr. Martin Hautzinger,
Prof. Dr. Jürgen Margraf, Prof. Dr. Winfried Rief

Begründer der Reihe:

Dietmar Schulte, Klaus Grawe, Kurt Hahlweg, Dieter Vaitl

Gerhard Goebel
Carl Thora

Ratgeber Tinnitus und Hyperakusis

Informationen für Betroffene und Angehörige

hogrefe

Prof. Dr. med. Gerhard Goebel, geb. 1946. Facharzt für Innere Medizin und Psychotherapeutische Medizin. 1999–2012 Chefarzt der Medizinisch-Psychosomatischen Klinik Roseneck in Prien am Chiemsee. Seit 2013 in eigener Praxis in Prien tätig.

Dr. med. Carl Thora, geb. 1962. Facharzt für Psychosomatische Medizin und Psychotherapie sowie Praktischer Arzt. Seit 2002 Leitung des Tinnitus Beratungszentrums TIBEZ in München.

Bibliografische Information der Deutschen Nationalbibliothek
Die Deutsche Nationalbibliothek verzeichnet diese Publikation in der Deutschen Nationalbibliografie; detaillierte bibliografische Daten sind im Internet über http://dnb.dnb.de abrufbar.

Hogrefe Verlag GmbH & Co. KG
Merkelstraße 3
37085 Göttingen
Deutschland
Tel. +49 551 999 50 0
Fax +49 551 999 50 111
verlag@hogrefe.de
www.hogrefe.de

Umschlagabbildung: © iStock.com by Getty Images / serdjophoto
Satz: Matthias Lenke, Weimar
Druck: Media-Print Informationstechnologie GmbH, Paderborn
Printed in Germany
Auf säurefreiem Papier gedruckt

1. Auflage 2019

(E-Book-ISBN [PDF] 978-3-8409-1824-7; E-Book-ISBN [EPUB] 978-3-8444-1824-8)
ISBN 978-3-8017-1824-4
http://doi.org/10.1026/01824-000

Inhalt

Vorwort

Ohrgeräusche (Tinnitus) und Geräuschüberempfindlichkeit (Hyperakusis) sind zwei der häufigsten Beschwerden, die in der Hals-Nasen-Ohrenärztlichen (HNO) Praxis angegeben werden. Vor allem als akutes Symptom in Verbindung mit Hörverlust oder Schwindel führt es den Patienten zum Arzt und kann bei der Krankheitsdiagnose entscheidende Hinweise liefern. Von den jährlich 10 Millionen akuten Tinnitus-Episoden gehen ca. eine Viertel Million in eine chronische Form über, d.h. der Tinnitus bleibt mehr oder weniger auch nach frühen Behandlungen der möglichen Auslöser (z.B. nach Club- oder Rockkonzertbesuch, Knalltrauma an Silvester oder nach Schießübungen, nach einem Hörsturz oder anderen Entwicklungen einer Schwerhörigkeit) über viele Jahre permanent hörbar.

Noch komplizierter wird es, wenn eine Geräuschüberempfindlichkeit (Hyperakusis) hinzukommt: Dann ist zu erwarten, dass neben den für andere Personen als leise erlebten Umweltgeräuschen den Betroffenen alles zu laut ist und dadurch auch der Tinnitus lauter empfunden wird, als er ohne Hyperakusis wäre. Betroffene mit ein- oder beidseitigem Tinnitus in Kombination mit der in der Regel beidseitigen Hyperakusis sind oft besonders beeinträchtigt und nicht selten wird die Hyperakusis als belastender erlebt als der eigentliche Tinnitus (Goebel & Floetzinger, 2008).

Eine klare und global anwendbare Ursachenerklärung des Tinnitus und der Hyperakusis existiert bis heute nicht und ist bei der Vielzahl der Störungen im Hörsystem auch nicht zu erwarten. Vermutete Auslöser, die in der Schädigung von Innenohr, des Hörnervs und der zentralen Hörbahn liegen, können bei einzelnen Personen nach Erhebung der Krankheitsgeschichte und des Befundes nur hypothetisch zugeordnet werden, ein wirklicher Nachweis kann nicht erfolgen. Insofern kann man genau genommen auch nicht „ursächlich“ behandeln. Festlegungen auf Pauschalhypothesen wie Durchblutungsstörung oder Stress werden der Differenziertheit des Tinnitus und der Hyperakusis nicht gerecht.

Die Tinnitus-Auslöser liegen nicht nur im Fachbereich des HNO-Arztes, sondern es gibt auch Vernetzungen mit dem Fachgebiet des Psychiaters, Psychotherapeuten, Zahnarztes, Manualtherapeuten, Orthopäden und Neurologen. Fachpersonal dieser Disziplinen wissen aber oft nicht, dass Aspekte, die den Tinnitus in seiner Wahrnehmung ändern, in ihr Fachgebiet fallen. Dadurch werden unter Umständen differenzierte Diagnosen nicht gestellt und entsprechende Behandlungsmöglichkeiten nicht konsequent verfolgt.

In diesem Ratgeber lernen Sie den neusten Wissensstand über biologische und psychologische Hintergründe des Tinnitus und der Hyperakusis kennen. So werden Sie im ersten Teil erfahren, was ein Ohrgeräusch (Tinnitus, vgl. Kapitel 1.1) und was eine Hyperakusis (vgl. Kapitel 1.2) ist, wie man sie messen kann (vgl. Kapitel 1.3), wie viele Menschen davon betroffen sind (vgl. Kapitel 1.5) und wie unser Gehör funktioniert (vgl. Kapitel 1.6). In einem zweiten Teil geht es darum, was das Ohrgeräusch und die Hyperakusis auslösen kann (vgl. Kapitel 2.1) und wie sie aufrechterhalten werden (vgl. Kapitel 2.2). Der dritte Teil zeigt Ihnen schließlich, was Sie selbst gegen Tinnitus und Hyperakusis unternehmen können (vgl. Kapitel 3.1), wie eine Akutbehandlung bei Tinnitus aussieht (vgl. Kapitel 3.2), auf welchen Säulen eine professionelle ambulante Behandlung beruht (vgl. Kapitel 3.3). Zudem erhalten Sie Informationen über weitere gängige Therapieverfahren (vgl. Kapitel 3.4). Abschließend werden Ihnen zwei Fallbeispiele vorgestellt (vgl. Kapitel 4).

Dieses Wissen ist für Sie nützlich, wenn Sie zusammen mit einem ärztlichen Psychotherapeuten oder einem Psychologen, im Rahmen einer Tinnitus-Retraining-Therapie (TRT/ADANO) oder in einer „Tinnitus-Klinik“ Ihre individuelle Behandlung planen bzw. nach dem therapeutischen Gespräch die angesprochenen Punkte mithilfe des Ratgebers, den Sie gerade in Händen halten, nachvollziehen und vertiefen können. Mit Ihrem Wissen helfen Sie unter Umständen auch dem Therapeuten, da nicht immer genügend Zeit zur Verfügung steht, Ihnen neben den eigentlichen psychologischen Informationen das medizinische Wissen und die daraus entwickelten Krankheitsmodelle zu vermitteln.

Dieses Buch basiert auf der Erfahrung aus der Arbeit von vier Jahrzehnten mit Tinnitus- und Hyperakusis-Patienten der Schön Klinik Roseneck in Prien am Chiemsee und dem Ambulanten Therapiezentrum TIBEZ in München. Die hier angewendeten Therapiekonzepte haben sich bewährt und werden leitlinienkonform seit Jahren auch in vielen anderen psychosomatischen Kliniken und Praxen angewendet.

Darüber hinaus finden Sie im Anhang Adressen von Selbsthilfeorganisationen und Fachgesellschaften, auf deren Webseiten Sie zum Thema Tinnitus, Hyperakusis, Hörsturz und Morbus Menière Informationen finden.

Das Internet hat sich zwischenzeitlich zu einem Jahrmarkt der Wissensvermittlung, aber auch der unlauteren Angebote und Verunsicherungen entwickelt, sodass es zunehmend wichtig wird, hier die Spreu vom Weizen zu trennen. Auch hierzu geben wir Ihnen Hinweise.

Nicht alles, was Sie hier erfahren, wird Ihnen sofort einleuchten. Vor allem die möglichen psychischen Zusammenhänge und das Behandlungsziel „Akzeptanz" werden Sie als Leser nicht gerne annehmen: Einerseits kennen Sie vielleicht die Zunahme des Tinnitus und der Hyperakusis bei Stress, andererseits wird es Ihnen unangenehm „in den Ohren klingen", dass es im Verlauf einer effektiven Behandlung meist darum geht, den Stress besser zu bewältigen, eventuell den Lebensstil anzupassen und die Einstellung zum Tinnitus und zur Hyperakusis zu ändern und weniger darum, dem Stress auszuweichen, z. B. durch Vermeidung bis hin zur Berufsaufgabe bzw. Berentung. Die entscheidende Rolle bei der Tinnitus-Bewältigung fällt Ihnen zu; es gibt leider keinen „Heiler" der Ihnen den Tinnitus nimmt. Der Erfolg der Behandlung steht und fällt mit Ihrer aktiven Mitarbeit!

Für eine erfolgreiche Behandlung ist es dennoch wichtig, sich über mögliche medizinische Behandlungen zur Linderung der Belastung durch den Tinnitus sachkundig zu machen. Hierzu gehört der Umgang mit Geräuschüberempfindlichkeit (Hyperakusis), die Kenntnis über Verdeckungsmöglichkeiten des Tinnitus mithilfe von Aufmerksamkeitslenkung, akustischen Verfahren („Hörtherapie", Musiktherapie, vgl. Kapitel 3.4.6) bis hin zur Nutzung von Hörhilfen, deren Effektivität in den letzten Jahren deutlich zugenommen hat.

Jeder kann lernen, mit Tinnitus und Hyperakusis umzugehen. Umzugehen heißt, der Tinnitus ist kein Problem mehr. Hierfür sind weder teure Medikamente nötig, noch geheimnisvolle Spezialprozeduren.

Wir haben uns bemüht, neben dem gebotenen Ernst, auch den Humor nicht zu kurz kommen zu lassen – zum einen sollen Sie sich nicht durch einen langweiligen theoretischen Text quälen müssen und zum anderen kann gerade hier eine gehörige Portion Humor eine gute Hilfestellung leisten.

Wir wünschen Ihnen, dass Sie mithilfe des Büchleins eine positivere Einstellung gegenüber Ihrem Tinnitus oder Ihrer Hyperakusis gewinnen und Sie eines Tages Ihr Leben wieder mehr genießen können.

Prien und München, Februar 2018 *G. Goebel* und *C. Thora*

1 Tinnitus und Hyperakusis – was ist das?

1.1 Was ist Tinnitus?

Der Begriff „Tinnitus“ beschreibt ein Phänomen, bei dem der oder die Betroffene ein Geräusch hört, das keine äußere Schallquelle aufweist. Er sagt allerdings noch nichts über die Ursache, den weiteren Verlauf oder die Konsequenzen aus.

Merke

Tinnitus ist ein Geräusch ohne äußere Schallquelle.

Und da beginnt schon eines der Hauptprobleme: Man hört etwas, das die anderen nicht hören. Das heißt, die anderen, also diejenigen, die keinen Tinnitus haben, wissen gar nicht, wie sich das anfühlt und anhört. Und noch schlimmer: Hört man etwas, das andere nicht hören, dann kann leicht der Eindruck entstehen, man bilde sich das nur ein.

Merke

Die Tatsache, dass ich etwas höre, das die anderen nicht hören, bedeutet nicht, dass es nicht da ist.

Am häufigsten ist der Tinnitus ein hoher Pfeifton, sehr häufig auch ein Rauschen, wie bei einem Radio ohne eingestellten Sender. Aber auch von Brummen, Dröhnen, Klirren oder Klopfen berichten Betroffene. Tinnitus kann sich in vielen Formen äußern. Bei der Deutschen Tinnitus-Liga (DTL; www.tinnitus-liga.de) gibt es eine Aufnahme mit typischen Ohrgeräuschen. Wenn Sie diese Aufnahme Nicht-Betroffenen vorführen, können Sie ihnen einen Eindruck davon vermitteln, wie belastend es sein kann, diese Geräusche dauerhaft hören zu müssen.

1.1.1 Subjektiver Tinnitus

Tinnitus kommt vom lateinischen Wort „tinnire“, das bedeutet klingeln oder tönen. Was damit fast immer gemeint ist, ist der sogenannte *subjektive Tinnitus*, also der, bei dem es keine Geräuschquelle gibt und der somit nur vom Betroffenen selbst wahrgenommen werden kann. Er ist in der Regel gleichförmig, nicht pulsierend. In speziellen Untersuchungen konnte man nachweisen, dass bei Menschen mit Tinnitus die Hörrinde, also der Teil des Gehirns, in dem die Geräusche bewusst wahrgenommen werden, aktiv ist. Dies kann man auch bei Tieren (z.B. Katzen, Ratten oder Mäusen) nachweisen: Wenn man Tieren beigebracht hat, dass sie im Anschluss an einen Pfeifton Futter bekommen und dann in einer anschließenden Untersuchung bei ihnen einen Tinnitus auslöst (z.B. indem man in der Nähe ihres Ohres einen Schuss mit einer Spielzeugplatzpatrone abgibt), rennen sie zum leeren Futternapf. Sie hören offenbar einen Ton und sie erwarten, dass es, wie bisher, auf dieses Signal hin etwas zu Fressen gibt.

1.1.2 Objektiver Tinnitus (Körpergeräusch)

Vergleichsweise sehr selten gibt es auch die von den obigen Formen streng abzugrenzenden objektiven Tinnitus-Arten: Hierzu sind nur solche Geräusche zu rechnen, die vom Untersucher ebenfalls wahrgenommen werden können oder wahrgenommen werden könnten: Das Geräusch wird im Körper selbst produziert *(Körpergeräusch)*. Es handelt sich dabei ausschließlich um akustische Signale („vibratory tinnitus“ nach Fowler, 1948; „Somatosounds“ bzw. „body sounds“ nach Dobie, 2004), die vom Organismus des Patienten ausgehen. Das Besondere am objektiven Tinnitus ist, dass dieses Geräusch mit dem Stethoskop des Arztes oder mit Mikrofonen gehört bzw. aufgezeichnet werden kann – daher die Bezeichnung *objektiv*. Objektiver Tinnitus wird entweder von den winzig kleinen Muskeln im Mittelohr verursacht (ähnlich dem unwillkürlichen Muskelzucken am Augenlid), vom Geräusch des *pulsierend* fließenden Blutes in den Arterien und Venen, das hörbare Turbulenzen verursacht (z.B. bei Kalkablagerungen in den Halsschlagadern, oder bei einem harmlosen Knick im Gefäß) oder von sehr seltenen Gefäßmissbildungen, etwa einem Knäuel von Blutgefäßen in der Nähe des Felsen- und Schläfenbeins oder einem Meningeom (Hirnhautgeschwulst), ganz selten auch von einem destruktiven Prozess im Felsenbein selbst (Knochenmetastase).

Merke

Subjektiver Tinnitus ist ein Geräusch ohne mechanische Geräuschquelle. Es entsteht im Kopf und ist mit einem Mikrophon oder Stethoskop nicht hörbar.

Objektiver Tinnitus hat eine Geräuschquelle im Körper und könnte mit Mikrophon oder Stethoskop hörbar sein.

Tinnitus entsteht schleichend oder plötzlich, ein- oder beidseitig. Manche wachen mit einem Pfeifen in einem oder beiden Ohren auf, manche entdecken ihren Tinnitus nach der Schilderung von Ohrgeräuschen durch Betroffene oder Berichten in den Medien.

Der plötzliche Tinnitus tritt häufig infolge eines Knalltraumas, eines Besuchs einer lauten Konzertveranstaltung, eines Sturzes auf den Kopf (Unfall), eines Hörsturzes, einer Mittelohrentzündung (Erguss) oder infolge operativer Eingriffe am Ohr auf. Im Anfangsstadium ist jedem zu raten, sich bei einem HNO-Facharzt vorzustellen, um sich bezüglich der möglichen Auslöser untersuchen und behandeln zu lassen. Meistens verweist der Tinnitus auf einen Innenohrschaden, der im Hörtest erkennbar ist.

Nach einer gründlichen Diagnostik lassen sich individuelle Behandlungsschritte ableiten. In Kapitel 2.1 gehen wir ausführlich auf die Tinnitus bedingenden Funktionsstörungen bzw. Erkrankungen und deren Diagnostik ein. Der Tinnitus selbst sagt in der Regel aber noch nichts über die Ursache aus. Es ist leider so, dass man nur selten mit absoluter Gewissheit sagen kann, was letztendlich dem Tinnitus zugrunde liegt.

Merke

Medizinisch wird nicht der Tinnitus behandelt, sondern die angenommenen Auslöser/Ursachen des Tinnitus.

1.1.3 Chronisch kompensierter Tinnitus

Die Mehrheit der Menschen mit Tinnitus leidet nicht unter ihren Ohrgeräuschen. Wir würden sie korrekt vielleicht als „Tinnitus-Betroffene“ bezeichnen, aber keinesfalls als Patienten. Menschen mit *chronisch kompensiertem Tinnitus* sind also diejenigen, die den Tinnitus zwar schon länger haben, denen er aber nichts oder nur wenig ausmacht, die also nicht in ihrer Lebensführung beeinträchtigt sind. Hierzu zählen etwa knapp drei Millionen Personen in Deutschland.

1.1.4 Chronisch dekompensierter Tinnitus

Unter *chronisch dekompensiertem Tinnitus* verstehen wir Ohrgeräusche, die mindestens seit einem Zeitraum von zwei bis drei Monaten vorhanden sind und als sehr belästigend bis quälend erlebt werden. Menschen, die unter dieser Form des Tinnitus leiden, würde man entsprechend als „Tinnitus-Patienten“ bezeichnen (das Wort „Patient“ leitet sich aus dem lateinischen Wort „pati“ ab, das sich mit „leiden“ übersetzen lässt). Hierzu zählen etwa 1,5 Millionen Personen in Deutschland.

Merke

Kompensierter Tinnitus ist ein Tinnitus, der nicht (mehr) stört.

Dekompensierter Tinnitus ist ein Tinnitus, der eine erhebliche psychische Belastung verursacht.

1.1.5 Tinnitus der Kategorie IV nach Jastreboff

Sehr oft wird bei Hyperakusis (vgl. Kapitel 1.2) von einer Besonderheit des Tinnitus berichtet. Die Betroffenen erleben, dass unter Einfluss eines an sich nicht besonders lauten Geräusches der Tinnitus überraschenderweise für mehrere Stunden lauter wird, bevor er sich wieder auf die übliche Lautstärke einpegelt. Dies wird natürlich als besonders bedrohlich erlebt und die Patienten fürchten zu Unrecht, dass der verstärkte Tinnitus nicht mehr zurückgeht. Professor Pawel Jastreboff, ein in den USA lebender Hörforscher, hat dieses Phänomen als „Kategorie IV" der verschiedenen Tinnitus-Varianten benannt. Einen richtigen Begriff dafür gibt es noch nicht. Etwa die Hälfte der bei einer großen Erhebung an 5.000 Mitgliedern der Deutschen Tinnitus-Liga (DTL) befragten Personen gibt an, von diesem Phänomen betroffen zu sein (Goebel, Hiller, Knör & Knör, 2006).

1.2 Was ist Hyperakusis (Misophonie)?

Mit Hyperakusis oder auch Misophonie bezeichnen wir eine abnorme Geräuschüberempfindlichkeit, die sich auf Geräusche – einschließlich der eigenen Stimme – bezieht, die gesunde Personen nicht stören würden. Die Betroffenen sind weitgehend normalhörig, hören also nicht besser, sondern einfach alles nur lauter als andere.

Merke

Hyperakusis oder auch Misophonie bezeichnet eine generelle abnorme Geräuschüberempfindlichkeit.

Damit wir einen Ton, der von einer erregten Sinneszelle im Ohr ausgeht, hören können, müssen 40 Nervenzellen in der Hörrinde erregt werden, es muss also eine ziemliche Vervielfachung der Erregung stattfinden. Bei einer Hyperakusis wird dieser Verstärkungsmechanismus maximal aktiviert und wir können buchstäblich das Gras wachsen hören. Leider werden dadurch aber auch alltägliche Geräusche verstärkt und als unangenehm laut empfunden.

Von Hyperakusis wird dann gesprochen, wenn der Betroffene wiederholt erlebt, dass er im Gegensatz zu anderen vieles zu laut wahrnimmt. Das äußert sich z. B. darin, dass er andere immer wieder bitten muss, doch nicht so laut zu sein oder den Fernseher leiser zu stellen, dass er nur noch ungern bis gar nicht mehr Kino- oder Konzertveranstaltungen besucht, gesellschaftliche Veranstaltungen wie Restaurantbesuche, Geburtstagsfeiern o. Ä. wegen der Geräuschempfindlichkeit meidet, sich beim Beifallklatschen die Ohren zuhält oder in exponierten Situationen sogar zum Hörschutz greift, also Vermeidungsstrategien entwickelt.

1.2.1 Das Anfangsstadium von Hyperakusis

Hyperakusis ist allenfalls im frischen Stadium (einige Wochen nach einem Hörsturz oder Knalltrauma) einseitig und Ausdruck einer Innenohrempfindlichkeit des betroffenen Ohrs. Später entwickelt sich die Geräuschüberempfindlichkeit auf beiden Ohren, ohne dass eine begründbare Erklärung für die jetzt beidseitige Hyperakusis gefunden wird. Es kommt dann oft vor, dass sich eine ängstliche Reaktion auf das „Ohrereignis" entwickelt, die in einem Teufelskreis münden kann (vgl. Kapitel 2.2.2). Die Angst entwickelt sich in der Regel schleichend und geht mit einer zunehmenden Gereiztheit einher (Goebel & Floetzinger, 2008; Goebel, 2011a und 2011b).

Im Gegensatz zu Tinnitus wird die Hyperakusis praktisch immer beidseitig angegeben. Es kommt auch vor, dass im Zusammenhang mit der Hyperakusis ein bestehender chronischer Tinnitus zunehmend lauter wird, als würde die Hyperakusis nicht nur die Außengeräusche, sondern auch die Innengeräusche verstärken (Goebel & Floetzinger, 2008).

Die meisten Menschen mit Hyperakusis nehmen mehr oder weniger zusätzlich einen Tinnitus wahr. In 30 % der Fälle geht die Hyperakusis einem akuten Tinnitus voraus (im Sinne eines „Prä-Tinnitus", Vernon, 1987). Häufig tritt die Hyperakusis erst Wochen oder Monate nach dem akuten Tinnitus auf und ist auch bei nur einseitigem Trauma (z. B. Hörsturz) beidseitig anzutreffen. Gelegentlich klagen die Betroffenen gleichzeitig über eine erhöhte Licht- und Schmerzempfindlichkeit.

1.2.2 Misophonie und Phonophobie

Eine zunehmende Angst vor Situationen mit lauten Geräuschen gepaart mit der Vermeidung solcher Situationen, deutet auf die Entwicklung einer Misophonie hin. Im Gegensatz zur Hyperakusis ist nicht das Frequenzspektrum oder die Lautheit für die empfundene Unannehmlichkeit verantwortlich, sondern die den Geräuschen zugeschriebene Bedeutung und deren emotionale Bewertung. So werden beispielsweise Fußball spielende Kinder im Hof trotz geschlossenen Fensters als unangenehm laut empfunden, während ein Beethoven-Konzert in der ersten Reihe einen Höchstgenuss darstellt.

Das bekannte Phänomen eines abscheulichen Unbehagens beim ungeschickten Schaben der Kreide oder des Fingernagels an der Schultafel oder dem Quietschen eines prall aufgeblasenen Luftballons beim Reiben an einem Widerstand, könnte man als „kulturelle Misophonie" bezeichnen (Hazell, 1996). Wenn dieses Unbehagen mit vegetativen Reaktionen bis zur Panik gegenüber bestimmten Geräuschqualitäten einhergeht, spricht man von *Phonophobie*.

1.2.3 Rekruitment

Menschen mit Schwerhörigkeit klagen häufig über eine Geräuschüberempfindlichkeit. Das bedeutet, dass jemand der z. B. einen Hochtonschaden hat, die hohen Töne zunächst schlechter hört, bei Lautheitszunahme die Geräusche in diesem Frequenzbereich aber auch viel schneller als zu laut und schmerzhafter empfindet, als Menschen mit einem gesunden Ohr (fehlender Lautheitsausgleich). Diese Art der Geräuschüberempfindlichkeit heißt *Rekruitment*. Dies hängt mit der speziellen Schädigung des Innenohrs zusammen. Bei dieser Form der Hyperakusis sind nicht nur die eigentlichen Sinneszellen, die inneren Haarzellen (IHZ) geschädigt, sondern auch die äußeren Haarzellen (ÄHZ) haben ihre Funktion verloren. Die ÄHZ sind für die Einstellung der Empfindlichkeit zuständig: Wenn der Schallpegel immer höher gedreht wird, regeln die ÄHZ die Empfindlichkeit zuerst hinauf. Wenn es dann zu laut wird, wird durch die ÄHZ die Empfindlichkeit wieder herabgeregelt. Je nachdem wie viele ÄHZ geschädigt sind, resultiert ein mehr oder wenige ausgeprägtes Rekruitment. Dies ist bei den meisten Hochtonschwerhörigen die eigentliche Ursache für die Empfindlichkeit des Gehörs und Grund für schmerzhafte Reaktionen auf ein Klappern von Essbesteck auf dem Porzellanteller, beim Entsorgen der Glasflaschen oder beim Pfiff des Zugschaffners mit der Trillerpfeife. Beim Besuch eines Beethovenkonzerts, wo die tiefen Frequenzen dominieren, genießen manche Betroffene hingegen die an sich laute Musik selbst auf den vorderen Plätzen.

Im Extremfall kann sich aus einem Rekruitment zusätzlich eine Misophonie entwickeln. Schließlich ist das gemeinsame Auftreten von Hyperakusis, Phonophobie und Rekruitment nicht auszuschließen.

Merke

Misophonie ist die beidseitige abnorme Geräuschüberempfindlichkeit gegenüber isolierten, als aversiv erlebten Geräuschquellen.

Phonophobie ist die beidseitige abnorme Geräuschüberempfindlichkeit mit heftigen vegetativen und ängstlichen Reaktionen gegenüber isolierten, als aversiv erlebten Geräuschquellen.

Rekruitment ist die abnorme Geräuschüberempfindlichkeit im Bereich einer relevanten Innenohrschädigung (Haarzellschaden).

1.2.4 Funktionsstörungen der Mittelohrmuskeln

In diesem Zusammenhang ist noch die Funktionsstörung des Stapesmuskels zu erwähnen. Dieser winzige Muskel im Mittelohr hat die Aufgabe bei großem Lärm die Schallübertragung vom Trommelfell auf das Innenohr zu dämpfen. Ist diese Funktion außer Kraft gesetzt, kommt es entsprechend zu einer einseitigen Geräuschempfindlichkeit. Dies wird z.B. durch eine Lähmung des Muskels im Rahmen einer einseitigen Lähmung des Gesichtsnervs durch Operationsschäden verursacht („Bell'sches Phänomen") oder durch Operationen am Mittelohr, wo dieser Muskel durchtrennt werden muss (z.B. Otosklerose-Operation).

1.3 Psychische Belastung durch Tinnitus und Hyperakusis

1.3.1 Tinnitus-Charakter und erlebte Belastung

Tinnitus kann, unabhängig von seinen Auslösern, einem leisen Eindruck entsprechen, kann mehr oder weniger belastend sein, mit einer ausgeprägten Einbuße an Lebensqualität einhergehen oder sogar mit einer massiven Behinderung. Die aufgeführten unterschiedlichen psychischen Auswirkungen des Tinnitus sind jedoch völlig unabhängig von der durch einen HNO-Arzt mittels eines Hörtests (vgl. Kapitel 1.4) ermittelten Tinnitus-Intensität bzw.

Tinnitus-Lautstärke oder dem vorliegenden Tinnitus-Charakter. Der einzige Zusammenhang zwischen Belastung und Tinnitus-Merkmalen, der gefunden wurde, betrifft die Empfindungen bezüglich der Tinnitus-Frequenz. Hohe Tinnitus-Frequenzen werden nach Erhebungen der American Tinnitus Association (ATA) als etwas unangenehmer eingeschätzt als tiefe Frequenzen. Unserer Meinung nach, hängt dies mit der durch Lärm aber auch im Alter abnehmenden Leistung des Gehörs im Hochfrequenzbereich zusammen. Wenn betroffene Personen die hohen Außenfrequenzen leiser hören, ist anzunehmen, dass sie die dort angesiedelten Tinnitus-Frequenzen infolge der Stille besser und damit auch lauter wahrnehmen. Der hochfrequente Tinnitus wird durch hochfrequente Umweltgeräusche, wie z. B. dem Zirpen von Grillen, also schlechter maskiert.

In unserer Praxis sehen wir immer wieder Patienten mit einem extrem lauten Tinnitus, die sich davon nur sehr wenig beeinträchtigt fühlen. Bei einem Patienten ermittelten wir einen Tinnitus mit einer Lautstärke von über 105 dB, das entspricht dem Geräusch eines in unmittelbarer Nähe vorbeifahrenden Zuges (vgl. auch Kapitel 1.4). Dieser Patient kommt mit seinem Tinnitus allerdings sehr gut zurecht. Auf der anderen Seite gibt es auch Personen, die ein eher leiser Tinnitus schier in den Wahnsinn treibt. Eine unserer Patientinnen hatte einen Tinnitus, der mit 3 dB gemessen wurde, einer Lautstärke, die die meisten von uns nicht hören können. Trotzdem litt sie extrem darunter.

Merke

Die Reaktion einer Person auf ein Geräusch hängt davon ab, wie es interpretiert wird (bewusst und unbewusst). So können Personen mit vergleichbarem Tinnitus-Klang/Tinnitus-Intensität völlig unterschiedliche Interpretationsmodi und damit verschiedene Reaktionen auf den Tinnitus zeigen.

1.3.2 Hyperakusis-Charakter und erlebte Belastung

Bei der Geräuschempfindlichkeit kann individuell und entsprechend der Art des Gehörschadens ein verzerrtes Hören dazukommen, manchmal auch bedingt durch eine fehlerhafte Verarbeitung der Höreindrücke (akustischer Input). Wie in Kapitel 1.2.2 schon ausgeführt, gibt es auch bestimmte Geräuschquellen, die individuell eine heftige Abneigung auslösen können (Misophonie). Am häufigsten findet sich eine generelle Überempfindlichkeit auf jegliche Form von Außengeräuschen. Ein aufrechterhaltender Faktor ist nach unserer langjährigen Erfahrung und eigenen Untersuchungen (Goebel & Floetzinger, 2008) eine emotionale Labilität (z.B. eine Depression oder Angsterkrankung) und damit einhergehend eine fehlerhafte Verarbeitung bzw. Interpretation von Geräuschen. Das zu laute Wahrnehmen der Außenreize wird als Bedrohung des Gehörs erlebt und besonders nach einem Hörsturz oder anderer Innenohrerkrankungen mit entsprechendem Schonverhalten reagiert. Dass dies unnötig ist und langfristig eher zu einer Zunahme der Hyperakusis führt, ist den Betroffenen meist nicht bewusst.

1.3.3 Tinnitus und psychische Erkrankungen

Einen Tinnitus zu haben bedeutet nicht psychisch krank zu sein. Aber natürlich können auch Personen, die eine psychische Störung haben, unter einem Tinnitus leiden. So nehmen z.B. 56 % unserer Patienten, die eine Angststörung haben, auch einen Tinnitus wahr. Es ist denkbar, dass hierbei die ängstliche Selbstbeobachtung, die Patienten mit einer Angststörung oftmals intensiv betreiben, eine entscheidende Rolle spielt. Personen, die Tinnitus und Hyperakusis haben, sind psychisch oftmals mehr belastet.

Man kann natürlich auch, wie es auf Bayerisch heißt, „Läus' *und* Flöh' haben". Das wäre dann der Fall, wenn eine psychische Störung und ein chronischer Tinnitus gleichzeitig bestehen, ohne dass das eine etwas mit dem anderen zu tun hat.

Was wir sehr häufig beobachten, vor allem bei schwer belasteten Patienten, sind sogenannte reaktive Störungen. Reaktiv bedeutet, dass diese Störungen (z.B. Angststörungen) als Reaktion auf den Tinnitus aufgetreten sind und sich daraufhin eine Hyperakusis im Kielwasser der Angst aufgebaut hat. Schwer Betroffene beschreiben häufig Symptome wie Schlafstörungen, gedrückte Stimmung, sozialen Rückzug, ständiges Grübeln, Gereiztheit und einen Verlust von Antrieb und Interesse. Das ist bei jemandem, der schwer von Tinnitus betroffen ist, auch nachvollziehbar. Genau diese Symptome entsprechen dem Krankheitsbild einer Depression. Sie sind die Folge der ständigen Beschäftigung mit und der Beeinträchtigung durch den Tinnitus und die Hyperakusis (Teufelskreis).

Sehr häufig treten auch sogenannte Anpassungsstörungen auf. Das sind Schwierigkeiten, sich an den Tinnitus bzw. die Hyperakusis und die damit einhergehenden Beeinträchtigungen anzupassen. Charakteristisch für eine Anpassungsstörung sind meist leichte depressive Symptome oder Ängstlichkeit, Gereiztheit und Überempfindlichkeit sowie Schlafstörungen. Auch hier treten die Symptome infolge des Tinnitus auf und sind für Angehörige und Betroffene meist gut nachvollziehbar. Allerdings wissen die meisten Betroffenen gar nicht, dass sie eine Depression oder Anpassungsstörung haben, oftmals denken sie einfach: „Das ist halt so".

Gegen Depressionen und Anpassungsstörungen kann man aber etwas machen. Medikamente und psychotherapeutisch geleitete Gespräche können helfen. Daher ist es, vor allem für mittelschwer bis schwer betroffene Patienten wichtig, dass sie ihre Situation mit einem Fachmann, also einem Psychotherapeuten oder Psychiater besprechen. Angehörige sollten Betroffene ermutigen, sich Hilfe zu holen und sie gegebenenfalls zu einem Erstgespräch begleiten. In einem Erstgespräch lässt sich feststellen, ob es hilfreich wäre, etwas gegen die begleitenden Symptome zu tun. Auch der Angehörige erfährt so, was er unterstützend tun kann.

1.4 Wie kann man einen Tinnitus und eine Hyperakusis messen?

Bei 80 % der Tinnitus-Betroffenen findet sich ebenso eine Hörminderung, wobei viele der Betroffenen das selbst nicht direkt bemerken. Eine Hörminderung ist aber häufig der Auslöser für einen Tinnitus, daher werden wir uns in den folgenden Kapiteln etwas eingehender mit der Hörminderung und dem Haupttestinstrument des Hörvermögens beschäftigen: dem *Audiogramm*.

1.4.1 Was ist ein Audiogramm?

Ein Audiogramm ist der Fachausdruck für den Hörtest, den Ihr Ohrenarzt oder Hörakustiker mit Ihnen durchführt. Dabei werden Ihnen über Kopfhörer einzelne Testtöne in ansteigender Intensität vorgespielt und Sie müssen angeben, ab wann Sie diese Töne hören können. Das menschliche Gehör kann Töne in einem Frequenzspektrum von 20 bis 20.000 *Hertz* (*Hz* = Schwingungen pro Sekunde) wahrnehmen.

Die Einheit für den Pegel ist das *Dezibel (dB)*. Die Hörpegel-Skala (Hörverlust-Skala) in dB ist eine logarithmische Skala. Das ist deshalb sinnvoll, weil unsere subjektive Lautstärkewahrnehmung logarithmisch erfolgt. Bezogen auf die empfundene Laustärke bedeutet dies, dass eine Pegelerhöhung um 10 dB einer Verdopplung der Lautstärke entspricht, eine Erhöhung von 20 dB einer Vervierfachung usw. Das heißt, dass zum Beispiel ein Ton von 80 dB uns doppelt so laut vorkommt wie ein Ton von 70 dB, ein Ton von 90 dB gar viermal so laut.

Merke

10 dB entspricht einer Verdoppelung der empfundenen Lautstärke bzw. einer Verzehnfachung der Leistung, 20 dB entspricht einer Vervierfachung der empfundenen Lautstärke bzw. einer 100-fachen Leistung und so weiter. Ein Ton von 80 dB ist somit doppelt so laut wie ein Ton von 70 dB bzw. ein Ton von 90 dB ist viermal so laut.

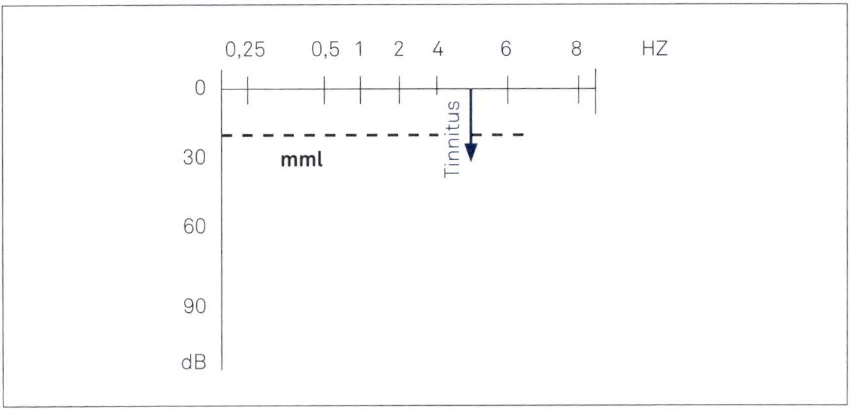

Abbildung 1: Normales Audiogramm (Luftleitung). Tinnitus-Frequenz 5.080 Hz; Intensität 15 dB HL (Hearing Level) bzw. 15 dB SL (Sensorial Level); mml (Minimal Masking Level) 20 dB (Erklärung von HL, SL und mml, vgl. Kapitel 1.4.2.1)

In Abbildung 1 sieht man ein Audiogramm mit der Hörkurve einer gesunden Person. Das erkennt man daran, dass die Hörkurve weitgehend eine Gerade ist, die im Bereich zwischen 0 und 20 dB liegt.

Die einzelnen Prüffrequenzen liegen hier zwischen 125 und 8.000 Hertz (es gibt auch Geräte, die noch viel höhere Frequenzen messen können, aber die meisten Geräte messen bis ca. 8.000 Hz). Das menschliche Ohr ist zwar weitaus empfindlicher, aber die Hörtests beziehen sich zum einen auf das, was Hörgeräte leisten können, und zum anderen auf den Bereich der menschlichen Sprache, deren Verständnis als wichtigste Funktion des Gehörs angesehen wird.

Gemessen werden sowohl die Luftleitung über einen Kopfhörer, als auch die Knochenleitung über einen Kontakt auf dem Knochen hinter dem Ohr zur Unterscheidung zwischen Mittelohr- und Innenohrfunktion. Zur Vereinfachung ist in den folgenden Abbildungen nur die Luftleitung eingezeichnet. Ein Abfall im Bereich der hohen Frequenzen entspricht der sogenannten *Hochtonschwerhörigkeit*, die auch oft als Hochtonsenke bezeichnet wird, weil sich die Kurve im Hochtonbereich absenkt (vgl. Abbildung 2).

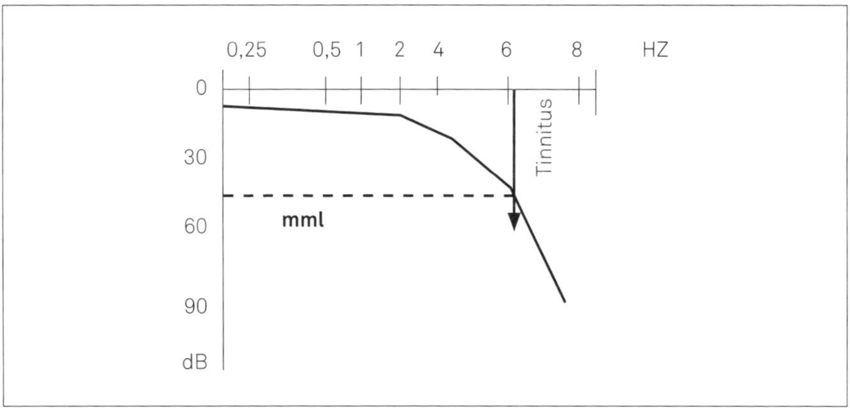

Abbildung 2: Audiogramm (Luftleitung) mit Hochtonsenke ab 2.000 Hz. Tinnitus-Frequenz 6.010 Hz; Intensität 60 dB HL (Hearing Level) bzw. 5 dB SL (Sensorial Level); mml (Minimal Masking Level) 50 dB

1.4.2 Was ist eine Tinnitus-Analyse?

Die folgenden Kapitel 1.4.2.1 und 1.4.2.2 sind für technisch interessierte Leser gedacht, die sich ein genaueres Bild von den teils nicht ganz einfachen Phänomenen der Akustik machen wollen.

1.4.2.1 Psychoakustik bei Tinnitus

Wir erleben sehr oft, dass beim Tinnitus die Schwere der Erkrankung mit der Lautstärke, der Tonhöhe oder Qualität des Tinnitus gleichgesetzt wird.

Lautstärke und Frequenz des Tinnitus können durch die audiometrisch ermittelte Tinnitus-Analyse in Zahlen ausgedrückt werden (Operationalisierung). Hierzu wird mittels Audiometer des HNO-Arztes oder mittels eines Synthesizers zunächst die *Tinnitus-Frequenz* (gemessen in Hertz) ermittelt. Bei besonderen Geräten gibt es zusätzlich die Möglichkeit Zischen oder Rauschen in unterschiedlichen Qualitäten anzubieten. Bei komplizierten Klangbildern muss der Patient seinen „Haupt-Tinnitus" ausmachen.

Dieses akustische Signal wird dem Betroffenen dann auf dem betroffenen Ohr bzw. seitengetrennt kontinuierlich oder pulsierend eingespielt und die Intensität des Signals so lange erhöht, bis der Betroffene seinen Tinnitus und den eingespielten Ton in etwa gleich laut hört. Die so ermittelte Intensität (gemessen in Dezibel) wird in Bezug auf die Nulllinie *(Hearing level; HL)* und/oder in Bezug auf die individuelle Hörschwelle *(Sensorial level; SL)* festgehalten (vgl. Abbildung 3).

Eine zusätzliche Möglichkeit, die Tinnitus-Intensität zu erfassen ist der sogenannte *Minimal Masking Level (mml)*. Hierbei wird dem Betroffenen über Kopfhörer auf dem betroffenen Ohr ein *Breitbandrauschen* in ansteigender Intensität (dB) dargeboten, bis nach Angaben des Betroffenen sein Tinnitus im Rauschen zu verschwinden beginnt („minimal").

Wir haben somit also zwei Intensitäten ermittelt: Die Intensität (Lautheit) des Tinnitus im Vergleich mit Tönen und den minimalen Maskierungslevel. Nach Untersuchungen von Jastreboff spiegelt der MML eine zuverlässigere Übereinstimmung mit einer Veränderung (Veränderungssensitivität) der Tinnitus-Lautheit (z. B. im Verlauf eines apparativ unterstützten Tinnitus-Counselings) wider, als die mit Vergleichstönen ermittelte Tinnitus-Intensität. Meikle et al.

(2008) stellten fest, dass die Differenz zwischen MML und dB der Tinnitus-Intensität einen prädiktiven Wert hinsichtlich der Effektivität eines Tinnitusgeräts/Rauschgenerators (vgl. Kapitel 3.3.3) hat. Ist der MML geringer als die Tinnitus-Intensität soll der Betroffene günstigere Aussichten haben als umgekehrt.

Es gibt aber eine Besonderheit. Das Ausmaß der Beeinträchtigungen durch den Tinnitus auf die Einzelperson korreliert nicht mit diesen Messparametern. Es kann vorkommen, dass jemand unter einem leisen Tinnitus (z. B. von 30 dB) sehr leidet und ein anderer sich von einem als laut einzustufenden Tinnitus (z. B. von 90 dB) überhaupt nicht gestört fühlt (vgl. hierzu auch Kapitel 1.3.1 „Tinnitus-Charakter und erlebte Belastung"). Sie ahnen, dass es individuelle Ursachen hat, warum der eine unter seinem Tinnitus leidet und der andere nicht.

Psychoakustik bei Schwerhörigkeit. Ein Problem stellt zudem dar, dass die Tinnitus-Analyse nur eingeschränkt verwertbar ist. Die Bestimmung des Tinnitus mit Vergleichstönen kann z. B. bei einer beidseits schwerhörigen Person nur Ergebnisse mit hohen dB-Zahlen ergeben, da die angebotenen leisen Vergleichsintensitäten nicht gehört werden können. Insofern ermitteln wir weitgehend Tinnitus-Intensitäten, die knapp oberhalb der Hörkurve liegen. Je grö-

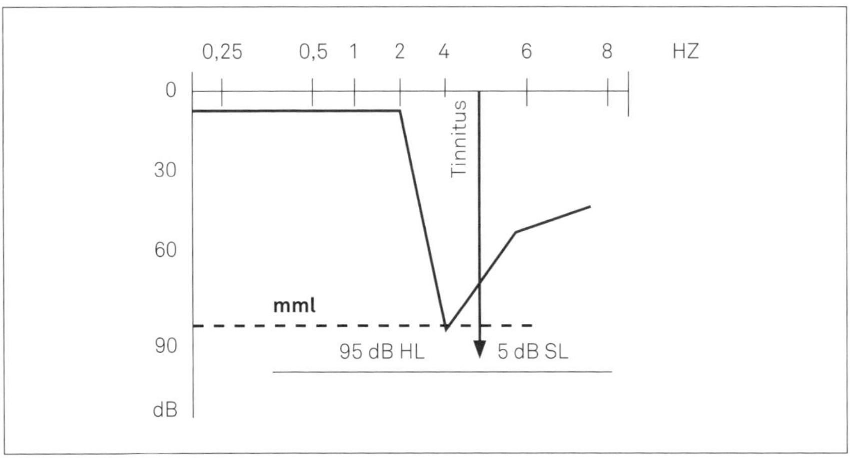

Abbildung 3: Tinnitus-Analyse Audiogramm (Luftleitung) bei Knalltrauma. Tinnitus-Frequenz 5.900 HZ; Intensität 95 dB HL (Hearing Level) bzw. 5 dB SL (Sensorial Level); mml (Minimal Masking Level) 87 dB

ßer der Hörschaden ist, umso lautere Messergebnisse ermitteln wir, obgleich die Tinnitus-Intensität selbstverständlich auch deutlich unterhalb der Hörkurve liegen kann, nur können wir sie dort nicht messen. Dies ist nur bei einer einseitigen Schwerhörigkeit möglich. Wir ermitteln dann die Tinnitus-Intensität auf dem schwerhörigen Ohr mit Vergleichsintensitäten, die über das gesunde Ohr angeboten werden und entsprechend ermitteln wir so unter Umständen Intensitäten, die unterhalb der Hörschwelle des betroffenen schwerhörigen Ohres liegen.

Psychoakustik bei Hyperakusis. Kompliziert wird es auch, wenn eine Geräuschüberempfindlichkeit (Hyperakusis) zum Tinnitus hinzukommt. Dann ist zu erwarten, dass die objektiv als leise anzusehenden Testtöne (z. B. von 30 dB) vom Betroffenen als sehr laut wahrgenommen werden (z. B. wie 80 dB), was die Aussage der Testung nachvollziehbar verzerrt. Der Betroffene leidet in diesem Fall aufgrund seiner Hyperakusis an einem subjektiv laut wahrgenommenen Tinnitus von 30 dB. Auf diese komplexen Störfaktoren wurde in früheren Forschungsarbeiten nicht geachtet und dies schränkt insofern die damaligen Aussagen ein.

Es ist also außerordentlich schwierig, den Tinnitus im Rahmen der Tinnitus-Analyse exakt einzugrenzen (vgl. Abbildung 3). Die angebotenen Frequenzen bei der Analyse können oft nicht exakt bestimmt werden und die Lautheit des angebotenen Testtones kann an der Hörrinde, also im Gehirn, falsch eingeschätzt werden. Hyperakusis-Betroffene nehmen den Tinnitus-Ton i. d. R. lauter wahr als den Vergleichston, bei hochgradig Schwerhörigen hingegen, kann der Tinnitus-Ton unter Umständen leiser sein, als das Gehör in der Lage ist, den Testton zu hören und es entstehen folglich zu laute Referenzwerte.

Unserer Erfahrung nach ist die Schwere des Tinnitus jedoch hauptsächlich von der Beeinträchtigung durch den Tinnitus bestimmt, also von der individuellen Reaktion auf den Tinnitus und weniger von Zahlen, die bei der Tinnitus-Analyse ermittelt werden.

Fazit

Die mittels der Tinnitus-Analyse ermittelte Tinnitus-Intensität und Tinnitus-Frequenz trägt wenig zum Verständnis der individuellen Belastung durch den Tinnitus bei.

1.4.2.2 Die Bestimmung der Unbehaglichkeitsschwelle (UBS)

Zur Bestimmung der *Unbehaglichkeitsschwelle* (*UBS*) werden dem Patienten wie bei einem Hörtest über Kopfhörer Töne in unterschiedlichen Tonhöhen vorgespielt. Der Patient soll hier nicht wie bei der Bestimmung der Hörschwelle sagen, ab wann er diese Töne hören kann, sondern angeben, wann die Lautstärke erreicht ist, bei der er „den TV oder das Radio leiser stellen würde" (= eine mögliche Instruktion des Diagnostikers). Diese Lautstärken werden vom Untersucher markiert. Man erhält so die UBS-Kurve für verschiedene Frequenzen (vgl. Abbildung 4).

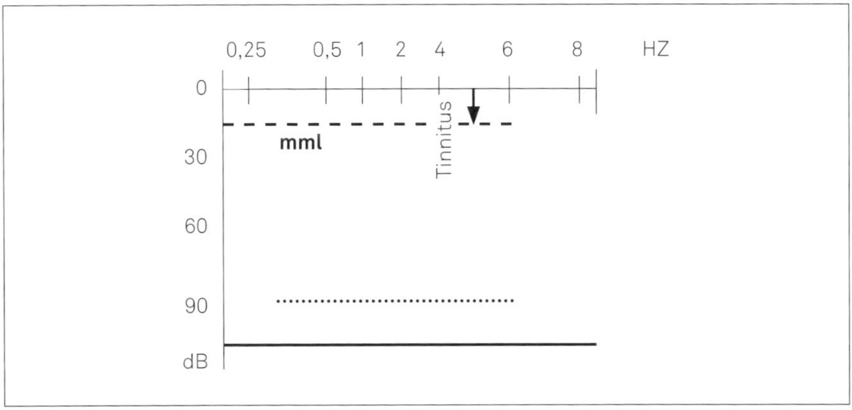

Abbildung 4: Audiogramm mit unauffälligen Unbehaglichkeitsschwellen ermittelt durch Töne (UBS-T, gepunktete Linie) ca. 90 dB und Rauschen (UBS-R, durchgezogene Linie) ca. 105 dB

Man kann die Unbehaglichkeitsschwelle auch zusätzlich mit breitbandigem („weißen") Rauschen bestimmen (vgl. Abbildung 4, UBS-R; durchgezogene Linie). Diese Messungen werden für beide Ohren getrennt durchgeführt. Im Gegensatz zu Aussagen, die wir in früheren Publikationen vertreten haben, finden wir die Hyperakusis immer beidseitig, was für eine von höheren Zentren gesteuerte Fehlregulierung spricht. Davon ist natürlich die Hörempfindlichkeit zu unterscheiden, die nach einer Innenohrverletzung (z.B. durch einen Knall, einen Hörsturz, Menière Anfall o.Ä.) für einige Tage bis wenige Wochen auf der betroffenen Seite angegeben wird.

Es gibt in den jeweiligen Praxen und Kliniken unterschiedliche Instruktionen zur Bestimmung der UBS und Sie können sich vorstellen, dass die erhobenen Ergebnisse entsprechend unterschiedlich ausfallen (Goebel, 2008). Wenn Sie also die Unbehaglichkeitsschwelle im Verlauf (von z. B. einem halben Jahr) nochmals überprüfen lassen wollen, achten Sie darauf, dass Sie der gleichen Instruktion folgen, ansonsten ist ein Vergleich nicht zuverlässig möglich.

Von einer Hyperakusis spricht man dann, wenn die Unbehaglichkeitsschwelle in allen Frequenzen auf dem Audiogramm nach oben verschoben, d.h. „erniedrigt" ist. Bei einer Hyperakusis liegt der Wert der UBS-T bei einem Level von 30 dB bis unterhalb von 85 dB. In Abbildung 5 ist die UBS sowohl die UBS-T als auch die UBS-R eines Hyperakusis-Patienten dargestellt.

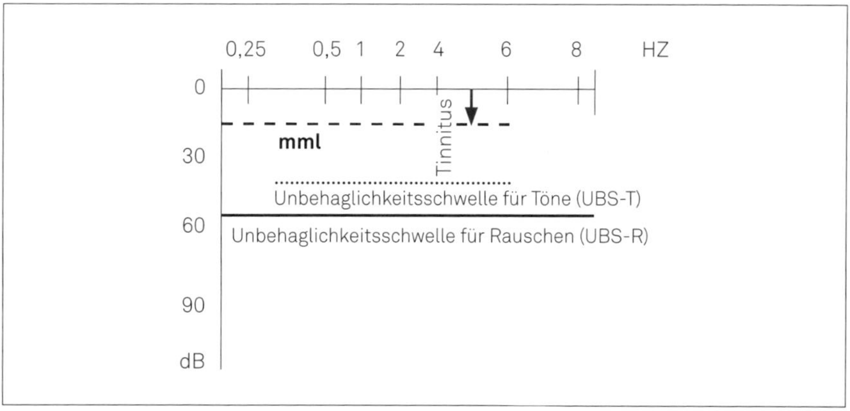

Abbildung 5: Audiogramm mit auffälliger Unbehaglichkeitsschwelle ermittelt durch Töne (UBS-T, gepunktete Linie) ca. 45 dB und Rauschen (UBS-R, durchgezogene Linie) ca. 55 dB

Ein *Rekruitment* erkennt man daran, dass die UBS nur in dem Bereich zu finden ist, wo der Schaden an den äußeren Haarzellen vermutet wird. Es sind also lediglich die Intensitäten der Testtöne in den Frequenzen 2.000 Hz und vor allem 4.000 Hz erniedrigt. Denn dort ist der Regulationsmechanismus der Lautstärkenanpassung des Innenohrs gestört, der neben den Filtermechanismen des Gehirns auch für die Lautheitsanpassung zuständig ist.

Die geschädigten Innenohrabschnitte können im Gegensatz zum gesunden Gehör laute Töne nicht mehr abschwächen und leise Töne nicht mehr verstärken.

1.5 Kulturhistorische Beispiele

Solange es Menschen gibt, gibt es vermutlich auch Ohrgeräusche. Im Alten Testament findet sich 1100 vor Christus folgender Hinweis beim Propheten Samuel, 3.11: „Und der Herr sprach zu Samuel: Siehe, ich tue ein Ding in Israel, das, wer es hören wird, dem werden seine Ohren gellen."

Wie quälend das Störungsbild Tinnitus sein kann, geht auch aus Schilderungen bekannter Personen wie Martin Luther (1483–1546), Jean-Jacques Rousseau (1712–1778) und Francisco de Goya (1746–1828) hervor. *Ludwig van Beethoven* (1770–1827) durchleidet seit seinem 28. Lebensjahr eine langsam fortschreitende Hörminderung. Dabei berichtet er in den Anfangsjahren über „[...] Sausen und Brausen Tag und Nacht. Ich kann sagen, ich bringe mein Leben elend zu, seit fast zwei Jahren meide ich alle Gesellschaften, weil's mir nicht möglich ist den Leuten zu sagen: Ich bin taub" (Zenner, 2002).

Die Tinnitus-Intensität ebbt bei Beethoven allerdings langsam ab und die Umstände und Folgen der Schwerhörigkeit treten zunehmend in den Vordergrund. Ab etwa seinem 31. Lebensjahr wird in seinen Aufzeichnungen und Briefen der Tinnitus nicht mehr erwähnt (Feldmann, 1989). Im Obduktionsbefund finden sich „die Hörnerven zusammengeschrumpft und marklos ...", die diagnostischen Vermutungen sind „Otosklerose, Neuritis acustica und Otitis media" (Zenner, 2002).

Friedrich Smetana (1824–1884) klagt 50-jährig über ein wasserfallähnliches Ohrensausen mit zeitweiligem Klingen, „meist die höchsten Töne der viergestrichenen Oktave enthaltend" (Feldmann, 1989). Bereits taub, komponiert er im Winter 1876 das Streichquartett mit dem Titel „Aus meinem Leben", in dessen letzten Satz musikalisch eindrucksvoll sein Tinnitus und dessen komplexe Auswirkung auf sein Leben zum Ausdruck kommt. In einem Brief an den Geiger vermerkt er ausdrücklich, dieses hochgestrichene E, das seinen Tinnitus darstellen soll, besonders penetrant und durchdringend zu spielen. Aus heutiger medizinischer Sicht kann die Ertaubung und der Tinnitus von

Smetana auf eine unbehandelte Hirnentzündung, bedingt durch ein fortgeschrittenes Stadium einer Syphilis, zurückgeführt werden (Feldmann, 1989).

Tinnitus und Aberglaube. Eine Erklärung für Tinnitus ist in einem alten Aberglauben überliefert, der bereits über 2.000 Jahre alt ist. So schreibt Plinius der Ältere (23–79 n. Chr.) in seiner „Enzyklopädia Naturalis Historiae“: „Nach einem anerkannten Glauben können Abwesende durch Klingeln in den Ohren erraten, dass sie Gegenstand eines Gesprächs sind.“

Es ist überraschend, wie alt dieser Aberglaube ist, der sich in unserem Sprachgebrauch in der Bemerkung wiederfindet: „Es klingelt in meinen Ohren, ich glaube, es denkt jemand an mich“.

Geräuschüberempfindlichkeit bei Franz Kafka und Volker Schlöndorff. Unter einer besonders quälenden Geräuschempfindlichkeit litt Franz Kafka (1883–1924). In seinen Tagebuchaufzeichnungen finden sich 1.912 Notizen, wie seine „angstgeschärften Ohren“ auf das leiseste Geräusch reagieren. Aus dieser Zeit stammt z. B. seine prosaartig gestaltete Tagebuchnotiz „Großer Lärm“, in der er sein unerträgliches Leiden eindrucksvoll skizziert. Er sieht sich in seiner häuslichen Umgebung in einer Art Kriegszustand („im Hauptquartier des Lärms“). Die akustischen Eindrücke entwickeln ein quälendes Eigenleben: „Warum stört jede Freude des einen die Freude des anderen?“, „Stille, Stille würde ich brauchen – ohne Ohropax bei Tag und Nacht ginge es gar nicht.“ (zitiert in Vrticka, 2000).

Hyperakusis begegnet man als Zuschauer gelegentlich auch im Kino. So erlebt in dem Film „Der neunte Tag“ von Volker Schlöndorff die Hauptfigur Henri Kremer z. B. die auf den Boden platschenden Wassertropfen wie einen Bombenhagel. Henri, gespielt von Ulrich Matthes, ist höchst sensibel für Geräusche, die andere überhören würden.

1.6 Wie viele Menschen sind betroffen?

1.6.1 Tinnitus

Die folgenden Zahlen beziehen sich auf eine große repräsentative Befragung, die 1999 im Auftrag der gemeinnützigen Selbsthilfeorganisation Deutsche Tinnitus-Liga (DTL) durchgeführt wurde (Pilgramm et al., 1999).

Ergebnisse der Studie der DTL (Pilgramm et al., 1999)

- Fast 19 Millionen Deutsche haben bzw. hatten schon einmal Ohrgeräusche.
- Etwa 3 Millionen waren zum Untersuchungszeitraum von Tinnitus betroffen.
- Von den ca. 3 Millionen Betroffenen hatten 2,7 Millionen einen chronischen Tinnitus.
- Jährlich kommt es bei fast 10 Millionen Deutschen zu Ohrgeräuschen, die länger als 5 Minuten anhalten.

Jedes Jahr kommt es bei 0,5 % der Bevölkerung zu einem chronischen Tinnitus, das sind ca. 300.000 Personen, oder anders ausgedrückt, alle 1,5 Minuten geht in Deutschland ein akuter Tinnitus in einen chronischen Tinnitus über. 1,5 Millionen Menschen in Deutschland sind so sehr durch ihren Tinnitus beeinträchtigt, dass sie therapeutische Hilfe benötigen (Tinnitus-Patienten). Bis zu einem Alter von etwa 60 Jahren steigt der Anteil der Betroffenen prozentual an, um dann wieder etwas abzufallen. Gerade in letzter Zeit nimmt jedoch die Anzahl junger Patienten zu. Dies wird vor allem auf die zunehmende Lärmbelastung zurückgeführt. Von den Tinnitus-Betroffenen haben 53 % eine Hörminderung und 44 % leiden zusätzlich an einer Geräuschempfindlichkeit (Goebel & Floetzinger, 2008).

1.6.2 Hyperakusis

Heute wissen wir, dass eine mehr oder weniger belastende Geräuschempfindlichkeit bei 6 bis 8 % der Bevölkerung vorkommt (Andersson et al., 2002). In einer epidemiologischen Untersuchung in Polen an 10.000 Personen, geben 15 % der Befragten eine Geräuschempfindlichkeit an (Fabijanska, Rogowski, Bartnik & Skarzynski, 1999). In der repräsentativen Tinnitus-Studie der DTL gaben 44 % der Erwachsenen mit chronischem Tinnitus eine Geräuschüberempfindlichkeit an (Pilgramm et al., 1999). Dabei sind Frauen etwas häufiger betroffen. In der Regel sind beide Ohren betroffen und die Betroffenen sind im Mittel 10 Jahre jünger als Menschen, die „nur" Tinnitus haben.

Fasst man die Kriterien einer Hyperakusis entsprechend den Vorgaben des *Strukturierten Tinnitus-Interviews* (STI, Goebel & Hiller, 2001a) enger und definiert, dass nur dann von einer Hyperakusis ausgegangen wird, wenn generell alle Geräuschqualitäten in allen Fällen als störend erlebt werden, kann noch bei 10 % einer ambulanten Stichprobe von Mitgliedern der DTL von einer ausgeprägten Hyperakusis ausgegangen werden (Pilgramm et al., 1999). In einer Stichprobe von 163 stationären Patienten mit chronischem Tinnitus gaben 66 % der Patienten an, unter einer reinen Hyperakusis, 22 % unter einer reinen Misophonie, 12 % unter Hyperakusis und Misophonie zu leiden. Die Hyperakusis geht in etwa einem Viertel der Fälle dem Tinnitus voraus (Vernon, 1987; Goebel & Floetzinger, 2008). 86 % der Menschen mit Geräuschüberempfindlichkeit geben auch einen Tinnitus an (Anari et al., 1999).

Merke

Etwa 8 bis 10 % der Bevölkerung geben auf Befragung eine Geräuschüberempfindlichkeit an. Dabei bleibt unklar, wie sich innerhalb dieser Stichprobe Hyperakusis, Misophonie und Rekruitment gegeneinander abgrenzen.

1.7 Wie funktioniert unser Gehör?

Ein Feind, der im Nebel steckt, kommt uns immer viel gefährlicher vor als einer, den wir genau sehen können. Darum ist es so wichtig, dass Sie genau verstehen, wie unser Gehör funktioniert und wie dabei ein Tinnitus entstehen kann. Ausgangspunkt ist eine Schallwelle, also eine winzig kleine Druckveränderung in der Luft, die von der Ohrmuschel aufgefangen und über den äußeren Gehörgang an das Trommelfell weitergeleitet wird. Das Trommelfell wird dadurch in kleine mechanische Schwingungen versetzt.

1.7.1 Luftleitung

Hinter dem Trommelfell sitzen die winzigen Gehörknöchelchen Hammer, Amboss und Steigbügel. Diese nehmen die Schwingungen des Trommelfells auf und leiten sie an die *Cochlea* (lat. für Schnecke) weiter. Diese Übertragung zwischen Trommelfell und Innenohr nennt man *Luftleitung*, weil die Schwingungen der Luft auf das Trommelfell und dann auf das Innenohr (Cochlea) übertragen werden. Über ein komplexes Hebel-System werden die Schwingungen bei leisen Tönen um das 20-fache verstärkt. Der winzige Stapesmuskel wiederum schwächt bei lauten Tönen die Hebelübertragung ab (vgl. Abbildung 6).

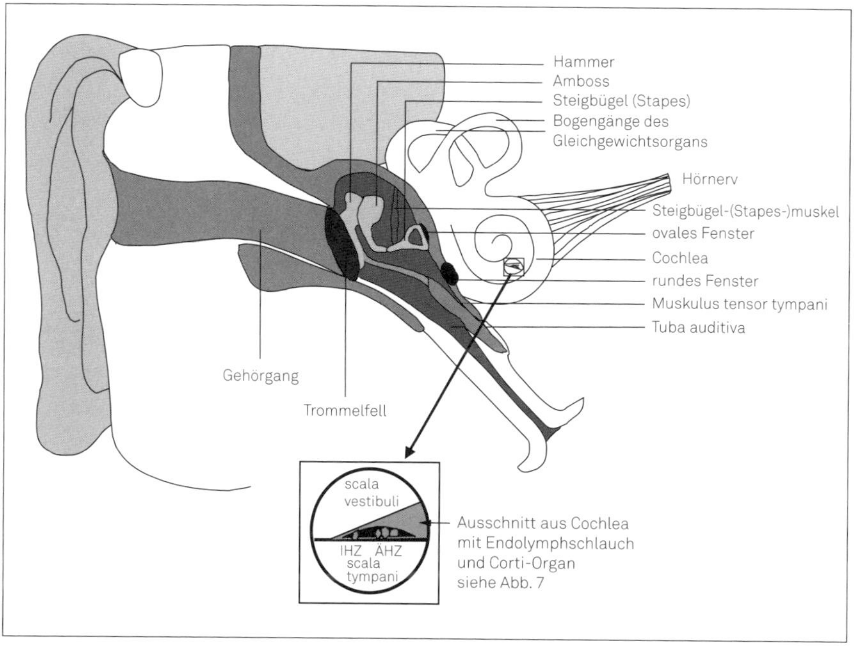

Abbildung 6: Hörorgan mit Gehörgang (Äußeres Gehör), Mittelohr (Mittelohrknöchelchen, Mittelohrmuskeln, Stapesmuskel) und Innenohr mit Gehörschnecke (Cochlea)

1.7.2 Knochenleitung

Es gibt noch eine andere Art zu hören. Wenn eine Schallwelle auf einen festen Körper trifft, dann beginnt dieser Körper ebenfalls zu schwingen. Das Mitschwingen des Körpers nennt man Resonanz. Diese Resonanz hängt von vielen Faktoren ab – aus welchem Material der Körper ist, wie gut er dämpft u.v.m. Wichtig für uns ist, dass Schallwellen auch unseren Körper zum Mitschwingen anregen und diese Schwingungen sich auch durch die Knochen auf das Innenohr übertragen. Diesen Vorgang nennt man *Knochenleitung*.

1.7.3 Das Innenohr – die Cochlea

Man kann sich die Cochlea (Schnecke) wie einen Schlauch vorstellen, der zusammengerollt ist und in dem ein weiterer Flüssigkeitsschlauch steckt (vgl. Abbildung 7). Die Cochlea befindet sich in unmittelbarer Nachbarschaft des Gleichgewichtsorgans (auch *Labyrinth* genannt) und ist mit ihr durch einen dünnen Flüssigkeitskanal verbunden. Diese Verbindung ist auch der Grund dafür, dass es beim Morbus Menière (vgl. Kapitel 2.1.2.5) zu Drehschwindelanfällen kommt, wenn der Flüssigkeitsdruck des Innenohrs zu stark ansteigt.

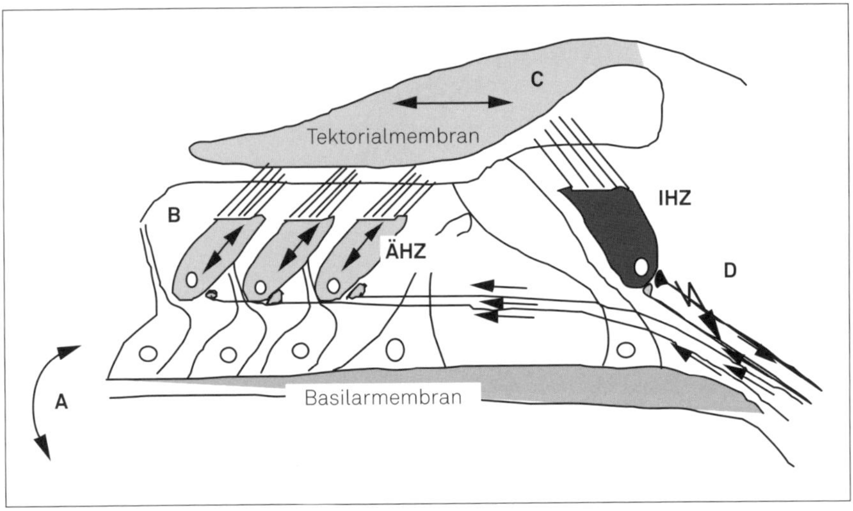

Abbildung 7: Schematische Darstellung des Corti-Organs im Innenohr (IHZ = Innere Haarzellen, ÄHZ = Äußere Haarzellen)

Die Cochlea selbst ist fest in das Felsenbein des Schädels eingewachsen, also völlig von Knochen umgeben und mit einer Flüssigkeit, die man *Endolymphe* nennt, gefüllt. Diese Flüssigkeit wird über die Schwingungen der Mittelohrknöchelchen in wellenartige Bewegung versetzt; die mechanischen Schwingungen werden also in Flüssigkeitswellen umgewandelt. In der Cochlea aufgereiht sitzen kleine Sinneszellen, die *Haarzellen*, auf dem *Corti-Organ* (vgl. Abbildung 7). Der Name Haarzelle kommt von den auf diesen Zellen sitzenden feinen Härchen, die sich wie Algen im Meer in der Flüssigkeit bewegen.

In einem menschlichen Ohr befinden sich insgesamt ca. 15.000 dieser Haarzellen.

Die Haarzellen funktionieren wie Bewegungsmelder. Je nach Wellenlänge werden die Haare unterschiedlicher Haarzellen bewegt und wandeln dadurch mechanische Energie in elektrische Energie um. Die Sinneszellen am Eingang der Schnecke (Cochlea) sind für die hohen Frequenzen zuständig, die tiefen Frequenzen stimulieren die Zellen ganz am Ende, d.h. im Inneren der Schneckenwindung. Die elektrische Energie wird dann über den Hörnerv an das Gehirn weitergeleitet.

1.7.3.1 Funktion der inneren Haarzellen (IHZ)

Die Schallwellen in der Luft werden also über das Trommelfell und die Gehörknöchelchen in Flüssigkeitswellen in der Schnecke umgewandelt. Hohe Töne erzeugen schnell schwingende Wellen, tiefe Töne langsam schwingende Wellen. Diese Wellen treffen auf eine dünne Membran, die oberhalb der Haarzellen liegt, die *Tektorialmembran* (vgl. Abbildung 7) und die durch die Flüssigkeitswellen in Schwingungen versetzt wird. Je nach Wellenlänge reagieren unterschiedliche IHZ wie Bewegungsmelder und wandeln die mechanische Energie in einen elektrischen Impuls um, der dann über den Hörnerv weitergeleitet wird.

1.7.3.2 Funktion der äußeren Haarzellen (ÄHZ)

Die ÄHZ sind beweglich und dienen dazu, die Empfindlichkeit des Gehörs zu regeln. Das tun sie indem sie dafür sorgen, dass die Schallwellen besser (oder schlechter) auf die IHZ treffen. Da sie in der Tektorialmembran stecken, können sie diese aktiv bewegen. Wenn sie sich zusammenziehen, bewegt sich die Tektorialmembran näher an die inneren Haarzellen heran. Strecken sich die äußeren Haarzellen, dann entfernt sich die Tektorialmembran von den inneren Haarzellen. Wenn wir „unsere Ohren spitzen“, also genau hinhören, dann ziehen sich die ÄHZ zusammen und die Tektorialmembran kann schon mit kleinen Schwingungen, ausgelöst durch ganz leise Töne, die IHZ erregen. Wenn es laut wird, dann strecken sich die äußeren Haarzellen und die Membran muss viel stärker schwingen, um die inneren Haarzellen erregen zu können.

1.7.3.3 Zentrale Hörverarbeitung

Auf dem Weg vom Ohr bis zur *Hörrinde*, das ist der Teil des Gehirns mit dem wir bewusst hören, gibt es zahlreiche Stationen, die Einfluss auf die Verarbeitung des Signals aus dem Ohr haben (vgl. Abbildung 8). Die dem Gehirn über den Hörnerv vermittelten Signale sind zunächst unvollständig und verzerrt, quasi eine „Geräuschsuppe“, die noch verarbeitet werden muss. Im Gehirn erfolgt die Impulsweiterleitung dann über verschiedene Stationen, in denen der elektrische Impuls verstärkt oder abgeschwächt wird. Am Ende der Hörbahn liegt die Hörrinde, unser Hörzentrum, das es uns ermöglicht, ein Geräusch als solches zu identifizieren und somit wahrzunehmen.

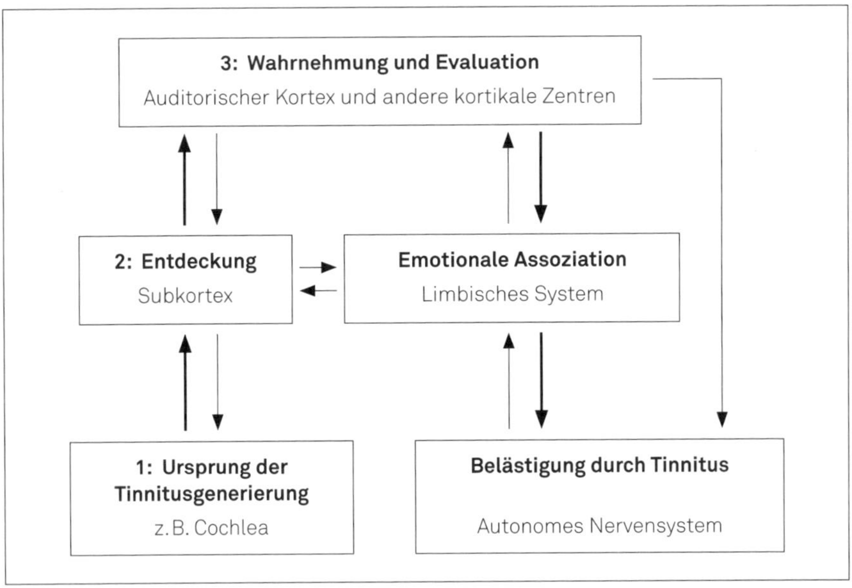

Abbildung 8: Neurophysiologisches Tinnitus-Modell. Schema der zentralen Regelkreise der auditiven Vernetzung bei Tinnitus (nach Jastreboff & Hazell, 1993)

Wo immer elektrische Ströme über verschiedene Stationen geleitet werden, entstehen auch Störsignale. Dieses Grundrauschen ist immer da, bei einfachen Stereoanlagen ist es deutlicher zu hören, bei guten Anlagen ist es sehr leise. Die Musik ist nur in der Regel viel lauter als diese Signale und die Aufmerksamkeit ist meist nicht auf diese störenden Geräusche gerichtet, daher nimmt man sie normalerweise nicht wahr. Ganz ähnlich verhält es sich mit den Umgebungsgeräuschen und dem Tinnitus.

Die einzelnen Stationen der Hörbahn haben alle eine bestimmte Funktion. Einige dieser Funktionen sehen wir uns in den folgenden Kapiteln genauer an.

1.7.4 Das bewusste Hören

Das bewusste Hören geschieht im Gehirn. Dort werden die elektrischen Impulse des Hörnervs registriert und, nach einem Vergleich mit gespeicherten oder erinnerten anderen akustischen Signalen, interpretiert und wahrgenommen. Das meiste, was wir im Alltag hören, etwa Sprache oder Musik, sind Klangsequenzen. Schon im Mutterleib speichern wir eine Sammlung von Hörwahrnehmungen ab, die uns später das Erkennen von Lauten erlaubt. Erst durch die Verbindung mit den Hörerinnerungen können wir wirklich hören und das Gehörte weiterverarbeiten, analysieren oder genießen. Erst so wird aus Geräuschen Sprache oder eine Melodie.

Exkurs: Tinnitus entsteht im Gehirn

Der Ort der Entstehung von Tinnitus überrascht die meisten, da Tinnitus als ein Ohrgeräusch wahrgenommen wird. Aber Tinnitus entsteht nicht im Ohr, er entsteht im Gehirn. Dies konnte bereits vor Jahren sowohl am Tier als auch am Menschen experimentell nachgewiesen werden. Die Ergebnisse der Experimente weisen darauf hin, dass Tinnitus zwar in den Ohren ausgelöst werden kann, aber schlussendlich erst auf dem Weg vom Hörnerv zur Hörrinde darüber entschieden wird, ob Sie ihn wahrnehmen oder nicht.

Zoologen aus Darmstadt erzeugten bei Springmäusen durch Lärm und Medikamente einen akuten Tinnitus. Anschließend wurde untersucht, welche Teile des Gehirns bei diesen Tieren aktiv sind und ob es Unterschiede zu Tieren, bei denen kein Tinnitus provoziert wurde, gibt. Erstaunlicherweise wurde festgestellt, dass die Hörnerven der Versuchstiere kurz hinter dem Innenohr keine oder nur wenig Aktivität aufwiesen, jedoch in höheren Zentren im Gehirn plötzlich vermehrt Impulse auftraten, die an die Hörrinde weitergeleitet wurden. Es war sogar so, dass bei den Versuchstieren weniger Signale von den Ohren an die Hörnerven weitergeleitet wurden als bei den Kontrolltieren. Mit anderen Worten: Beim chronischen Tinnitus wie bei Hyperakusis entscheidet im Wesentlichen das Gehirn darüber, ob der Tinnitus oder die Hyperakusis auch wahrgenommen wird.

Immer wieder kommen Patienten zu uns, die auf einem Ohr völlig ertaubt sind, weil ihr Hörnerv zerstört wurde (z.B. durch einen Unfall, aufgrund einer Tumorerkrankung). Diese Patienten erhalten definitiv keine Signale mehr aus dem Ohr, aber trotzdem „hören" sie einen Tinnitus. Als besonders tragisch bleibt uns der Fall eines Patienten in Erinnerung, der so sehr unter seinem Tinnitus litt, dass er sich von Neurochirurgen den Hörnerv durchtrennen ließ, in der Hoffnung, dass damit auch der Tinnitus aufhören würde. Leider brachte die Operation nicht die erhoffte Linderung seines Leidens. Nach der Operation war der Tinnitus auf dem jetzt tauben Ohr sogar noch lauter geworden. Zusätzlich führten normale Umweltgeräusche über das gesunde Ohr immer wieder zu einem minutenlangen Lauterwerden des Tinnitus.

Für die Behandlung des Tinnitus bedeutet dies, dass wir uns genau auf diese fehlerhafte Signalverarbeitung konzentrieren müssen, die im Wesentlichen im Gehirn stattfindet. Eine ganz entscheidende Rolle hierbei fällt dem sogenannten Stammhirn zu, einem entwicklungsgeschichtlich gesehen sehr alten Teil unseres Gehirns. Hier spielen vor allem zwei Regionen eine Rolle, die *Formatio Retikularis*, das Zentrum, das unsere Aufmerksamkeit steuert und das *Limbische System* mit der Amygdala als Zentrum der Gefühle sowie dem Thalamus als „Sekretär des Bewusstseins" der ausführende Funktionen übernimmt. Meist kommt es bei Tinnitus durch Prozesse der neuronalen Plastizität (Veränderung und Vermehrung von Nervenverschaltungen im Gehirn) zu einem verstärkten Ansprechen des limbischen Systems (Amygdala) sowie zu einer heruntergefahrenen Filterfunktion des Thalamus. Aus diesem Grund verbessert die Behandlung des Ohres selbst kaum die Tinnitus-Symptomatik. Zu dem Thema passt ein Zitat von Mark Twain: „Nicht die Dinge, die Du nicht weißt, bringen Dich in Schwierigkeiten. Es sind eher diejenigen, über die Du Dir völlig im Klaren bist, die aber nicht wirklich so sind."

Dies kann z.B. die Annahme sein, man habe etwas versäumt, weil man nicht gleich zum Arzt ging. Bei Tinnitus gibt es jedoch eine extrem hohe Spontanerholungsrate. Für diejenigen, bei denen keine Spontanerholung eintritt, wird nach einer erfolglosen Erstbehandlung meist der „akute“ zum „chronischen“ Tinnitus erklärt. Wenn Sie sich damit als chronisch kranker Mensch abgestempelt fühlen, kann der Tinnitus zur Behinderung werden. Je mehr Sie sich Selbstvorwürfen hingeben und ängstigen, umso belastender werden Sie den Tinnitus erleben.

1.7.5 Wahrnehmung und Interpretation des Gehörten

In diesem Kapitel geht es darum wie die *Perzeption*, also die Wahrnehmung des Tinnitus, die *Interpretation* der Wahrnehmung und schlussendlich die *Reaktion* auf den Tinnitus zusammenhängen und welche Auswirkungen sie auf unseren Umgang mit dem Tinnitus haben.

1.7.5.1 Wahrnehmung: Die Filterfunktion des Hörsinns

Geräusche werden immer auf ihre emotionale Bedeutung hin untersucht und bewertet. Beispielsweise empfinden wir etwas als angenehm, etwa unsere Lieblingsmusik, die Stimme von Freunden oder das Kind die Stimme der Mutter, die ihm Sicherheit vermittelt. Immer steht die Wahrnehmung in direkter Verbindung zur emotionalen Interpretation. Infolge dieser Interpretation bilden wir Reaktionsmuster, die es uns erlauben reflexartig auf bestimmte akustische Reize zu reagieren. Dabei stellt sich unser Gehör auf unsere Bedürfnisse ein. Bei Gefahr hören wir besser und beachten stärker gefahrenspezifische Signale. Auf ein lautes Hupgeräusch hin, reagieren wir z. B. erschrocken und gehen sofort von der Straße auf den Gehweg zurück.

Überlegen Sie einmal: Wie kann es möglich sein, dass Sie in einer Bar mit vielen Menschen sitzen und sich unterhalten können? Eigentlich müsste doch die Stimme Ihres Gesprächspartners gar nicht genau zu hören sein, wenn auch noch andere Menschen in Ihrer direkten Umgebung reden. Sie ist es aber doch. Und auch das ist ein Beispiel für die enorme Rechenarbeit, die unser Gehirn leistet. Das Gehirn kann in so einer Situation den spezifischen Klang der Stimme Ihres Gesprächspartners identifizieren, diese Stimme gezielt verstärken und andere Geräusche aus der Umgebung in den Hintergrund verdrängen. Anders ist dies bei den vielen Betroffenen, die neben dem Tinnitus unter einer erheblichen Hyperakusis leiden. Diese Betroffenen haben in geräuschvoller Umgebung große Schwierigkeiten ihr Gegenüber zu verstehen. Bei ihnen scheint der angesprochene Filter nicht mehr zu funktionieren.

Experiment

Bitte schlucken Sie einmal und achten Sie dabei auf das Geräusch. Haben Sie's gehört? Bestimmt, denn das Geräusch ist ziemlich laut. Dieses Schluckgeräusch wurde mit einem Mikrofon am Kehlkopf gemessen. Der Schalldruck beträgt dabei knapp 70 Dezibel. Das ist wahrscheinlich sogar lauter als Ihr Tinnitus; trotzdem nehmen Sie es die meiste Zeit nicht wahr.

Wann haben Sie Ihr eigenes Schluckgeräusch zuletzt gehört? Können Sie sich daran bewusst erinnern? Wahrscheinlich nicht. Sie überhören es komplett. Aber warum? Das liegt an der bereits erwähnten Filterfunktion des Gehirns. Wir hören bewusst nur einen Bruchteil der Geräusche, die uns umgeben. Das, was wir hören, ist davon abhängig, wie wir es bewerten. Das Knacken beim Schlucken fällt in die Kategorie „Bekanntes Geräusch, völlig ungefährlich". Somit besteht kein Grund, dass wir es bewusst wahrnehmen. Bekannte ungefährliche Geräusche werden herausgefiltert, damit wir uns auf andere unbekannte, potenziell gefährliche Geräusche konzentrieren können. Natürlich können Sie sich jederzeit auf das Schlucken konzentrieren und es dann auch wieder bewusst wahrnehmen.

In welche Kategorie fällt Ihr Tinnitus?

Merke

Das meist mit Erfolg angestrebte Ziel in der Behandlung des chronischen Tinnitus ist, die Bewertung des Tinnitus zu verändern. Der Tinnitus gehört in die Kategorie „bekannt und nicht gefährlich".

Sehr anschaulich hat Richard Hallam in seinem Buch „Leben mit Tinnitus" (1996) die Wahrnehmung und Bedeutungszuschreibung akustischer Signale skizziert. Abbildung 9 zeigt, wie Geräusche über das Ohr zum Gehirn gelangen (vergleichbar mit Eisenbahnschienen, auf denen der Verkehr durch ein

Stellwerk geregelt wird). Hinter dem Ohr ist ein Stellwerk dargestellt, das die eintreffenden Geräusche auf unterschiedliche Spuren lenkt:

1. Bekannte bedeutungslose Geräusche werden auf die obere Spur geleitet, gestoppt und nicht der bewussten Wahrnehmung zugeführt (rote Ampel 1.)
2. Bekannte bedeutungsvolle Geräusche werden zur Verhaltensbeeinflussung weitergeleitet, jedoch ohne die Notwendigkeit einer permanenten Wahrnehmung (gelbe Ampel 2.).
3. Intensive, unbekannte und überraschende Geräusche (z.B. akuter Tinnitus) werden auf die untere Spur geleitet und können mit vollem Bewusstsein überprüft werden (grüne Ampel 3.).

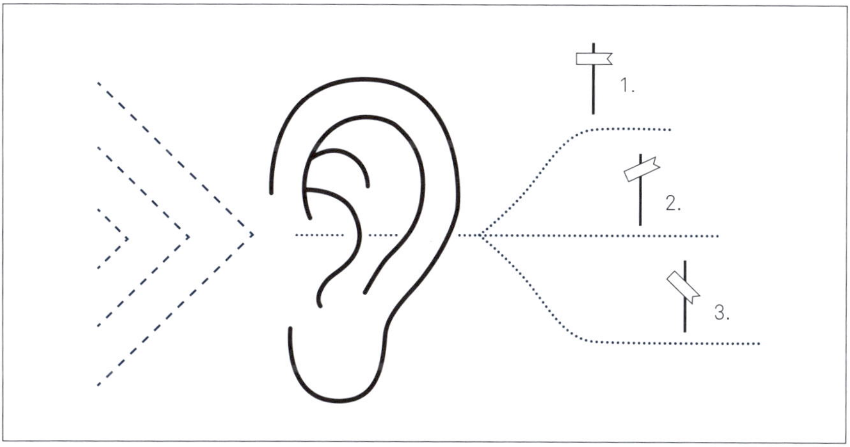

Abbildung 9: Wahrnehmung und Weiterverarbeitung akustischer Signale (nach Hallam, 1996)

Bei der psychologischen Therapie des Tinnitus erscheint es daher sinnvoll, sich auf die fehlerhafte Signalverarbeitung (vgl. „Weichenstellung“ in Abbildung 9) zu konzentrieren und weniger auf die Verminderung der Tinnitus-Intensität.

Ziel

Werden Sie Ihr eigener Weichensteller! Leiten Sie den „Tinnitus-Zug“ auf das richtige Gleis.

1.7.5.2 Interpretation des Gehörten und damit verbundene Reaktionen

Die bewussten und unbewussten Reaktionen einer Person auf den Tinnitus hängen von ihrer Geräuschinterpretation ab, d.h. der „Geschichte" um den Tinnitus und den Gedanken, die sich mit dem Tinnitus verknüpft haben *(Kognitionen)*. Wie alle sensorischen Stimuli, muss unser Gehirn auch den Tinnitus erst interpretieren. Zwei Personen mit vergleichbarer Tinnitus-Qualität können völlig unterschiedliche Interpretationen und damit verschiedene Reaktionen auf ihren Tinnitus zeigen (vgl. Tabelle 1). Hierbei spielt die gedankliche Verarbeitung des Höreindrucks eine entscheidende Rolle. Die Höreindrücke, die zunächst unvollständig und verzerrt über den Hörnerv die Hörbahn erreichen, machen eine Interpretation und damit eine Aufbesserung bzw. Ergänzung des Höreindrucks erforderlich. Das Gehörte wird mit früheren Höreindrücken und -erfahrungen abgeglichen, erst auf dieser Basis erfolgt die Auswahl einer geeigneten Reaktion. Insbesondere emotionale und kognitive Areale sind hierbei stark eingebunden.

Tabelle 1: Wahrnehmungskomponenten und mögliche Reaktionen darauf

Wahrnehmungkomponenten	Reaktion
• Lautstärke • Frequenz, tonal, nicht tonal etc. • Interpretation der Geräusche • Interpretation der Hyperakusis/ Misophonie	• Gleichgültig • Positiv • Negativ • Schweißneigung, Herzklopfen, Angst • Hoher Blutdruck • Emotionale Parameter wie Freude, Ärger

Eine Therapie sollte also bei der Veränderung der Wahrnehmung des Tinnitus ansetzen, indem z.B. die Aufmerksamkeit vom Tinnitus weg und hin zu konkurrierenden Geräuschen gelenkt wird (unterstützend kann dies durch den Einsatz von Hörgeräten geschehen). Gleichzeitig sollte versucht werden, Fehlinterpretationen abzubauen („Endmystifizierung des Tinnitus"), Vermeidungsverhalten zu reduzieren (Geräuschexposition) und negative Emotionen in Verbindung mit dem Tinnitus zu hinterfragen und zu entschärfen.

2 Wodurch werden Tinnitus bzw. Hyperakusis ausgelöst bzw. aufrechterhalten?

Wenn man die Entstehung von Tinnitus bzw. Hyperakusis betrachten will, muss man grundsätzlich zwei unterschiedliche Faktoren berücksichtigen: Die auslösenden und die aufrechterhaltenden Faktoren (vgl. Kapitel 2.2). Wir wollen zunächst die auslösenden Faktoren genauer betrachten.

2.1 Auslösende Faktoren

Beim erstmaligen Auftreten eines Tinnitus ist eine fachärztliche Untersuchung wichtig. Die Aufgabe des HNO-Arztes ist es vor allem im akuten Stadium zu untersuchen, ob ein krankhafter Befund am Ohr vorliegt, der gegebenenfalls behandelt werden muss.

In Tabelle 2 sind die wichtigsten Krankheiten (Diagnosen) aufgeführt, die einen Tinnitus bzw. „Körpergeräusche" auslösen bzw. damit einhergehen können.

Tabelle 2: Erkrankungen, die häufig mit Tinnitus in Zusammenhang stehen

Mögliche Erkrankungen mit (subjektivem) Tinnitus	Innenohrerkrankungen	• Lärmschwerhörigkeit • Knalltrauma • Morbus Menière • Hörsturz • Rundfensterruptur • Otosklerose • Hereditäre Innenohrerkrankungen • Ototoxische Innenohrschädigungen
	Neurale Erkrankungen	• Akustikusneurinom
	Somatosensorische Störungen	• Funktionsstörungen der HWS • Funktionsstörungen des stomatognathen Systems

Tabelle 2: Fortsetzung

Mögliche Geräusch-quellen beim objektiven Tinnitus	Geräuschquellen außerhalb des Schädels (extrakraniell, pulssynchron)	• Fortgeleitete Geräusche einer Hals-schlagader • Aortenklappen-Stenose • Klicken künstlicher Herzklappen • Glomus-caroticum-Tumor • AV-Fistel nach Verletzungen
	Geräuschquellen innerhalb des Schädels (intrakraniell, pulssynchron)	• Hämangiom • Hyperzirkulation bei Anämie • Hyperämie bei akuter/chronischer Mittelohrentzündung • Arterio-venöse Fistel nach Schädel-verletzungen • Glomus-tympanicum-Tumor • Glomus-jugulare-Tumor • Hochstehender Bulbus venae jugularis
	Muskuläre Geräuschquellen, unsystematisch	• Spasmus des M. tensor tympani (Mittelohr) • Spasmus des M. stapedius (Mittel-ohr) • Klonus der Schlundmuskulatur
	Autophonie	• Offene Tuba auditiva (Eustach'sche Röhre)

2.1.1 Schallleitungsstörung

2.1.1.1 Verstopfung des äußeren Gehörgangs

Nicht selten kommt es vor, dass sich bei einem Patienten, der sich aufgrund eines frischen Tinnitus beim HNO-Arzt vorstellt, bei der Inspektion des Gehörgangs (Otoskopie) ein *Ohrenschmalzpfropf* (Cerumen obturans) findet, der zu einer Hörminderung führt und den Blick auf das Trommelfell behindert. Nach Entfernen des Cerumens berichtet der Patient häufig, dass er den Tinnitus nicht mehr hört. Durch die verbesserte Hörfähigkeit wird der an sich leise Tinnitus wieder von Umgebungsgeräuschen verdeckt und der Tinnitus ist scheinbar verschwunden.

Merke

Praktisch jeder Mensch hört in absoluter Stille ein „Grundrauschen" oder Pfeifen. Dies kann durch eine Gehörgangsverstopfung hörbar werden.

Hinweis: Bitte lassen Sie die Reinigung des Gehörgangs von einem HNO-Arzt durchführen. Leider gibt es die weit verbreitete Unsitte, sich mit Wattestäbchen selbst den Gehörgang „zu reinigen". Damit schiebt man das Ohrenschmalz allerdings weiter in Richtung Trommelfell und zu festen Häufchen zusammen. Diese kann das Ohr dann nicht mehr, wie normalerweise, selbst nach außen transportieren.

Merke

Die Reinigung der Gehörgänge ist etwas für den Fachmann.

2.1.1.2 Mittelohrerkrankungen

Mittelohrentzündungen. Bei Erkältungen kommt es häufig zu Hörminderungen, da der Druckausgleich zwischen Mittelohr und Nasenraum durch die angeschwollene Schleimhaut in Rachenraum und Nase behindert ist. Ebenso kann eine *Mittelohrentzündung* den Hohlraum hinter dem Trommelfell mit Eiter ausfüllen (Mittelohrerguss), was zu einem ähnlichen Phänomen führt (dies tritt v.a. bei kleinen Kindern auf und ist sehr schmerzhaft). Wie beim Cerumen wird ein Tinnitus hörbar und klingt nach Ausheilung der Entzündung nach einigen Monaten wieder ab.

Problematischer wird es dann, wenn sich in dem Erguss durch Bakterien giftige Stoffe bilden, die dann durch die zarte Haut des „runden Fensters" (am Seiteneingang der Hörschnecke im Bereich des Mittelohrs, s. Abb. 6) ins Innenohr diffundieren und dort im Eingangsbereich empfindliche Innenstrukturen der Hörschnecke beschädigen, z. B. die dort für die hohen Frequenzen zuständigen Haarzellen mit ihren Cilien, die dadurch ähnlich einer Beschädigung durch Lärm vorübergehend oder sogar final ausfallen. Im Hörtest findet man dann häufig auf der betroffenen Seite einen Schaden im Extremhochbereich (über 8.000 Hz).

Otosklerose. Zu den Schallleitungsstörungen gehört auch die *Otosklerose.* Bei dieser Erkrankung kommt es zu einer Verkalkung der winzigen Gehörknöchelchen, die den Schall dadurch nicht mehr so gut weiterleiten können. Diese durch eine Entzündung hervorgerufene fortschreitende Unbeweglichkeit des Steigbügels (Schallleitungsschwerhörigkeit) geht in 70 % der Fälle mit Tinnitus einher. Der Tinnitus verschwindet in ca. 30 bis 50 % der Fälle nach einem operativen Eingriff zur Ersetzung des Gehörknöchelchens durch eine Plastik (Stapesplastik), er kann sich aber auch operativ bedingt verschlechtern.

2.1.2 Schallempfindungsstörung

Die Haarzellen im Innenohr können durch unterschiedliche Einwirkungen geschädigt werden, z. B. durch Lärm (vgl. Kapitel 2.1.2.1), bestimmte Medikamente (vgl. Kapitel 2.1.2.4) oder durch Infektionskrankheiten. Dieser Schaden kann entweder vorübergehend sein oder auf Dauer bestehen bleiben. Die äußeren Reihen der Haarzellen sind dabei besonders empfindlich. Wenn eine IHZ (innere Haarzelle, vgl. Kapitel 1.7.3.1) nicht mehr funktionsfähig ist, dann ist das Hören in dieser speziellen Frequenz unwiederbringlich beeinträchtigt. Die Nachbarzellen können diesen Ausfall nur teilweise kompensieren.

2.1.2.1 Lärmschaden

Die am häufigsten vorkommende Schädigung ist der Lärmschaden. Entweder kommt es dabei zum akuten Lärmtrauma, meist ausgelöst durch ein sehr lautes, plötzliches Geräusch oder zum chronischen Lärmschaden, welcher nach einer langen Einwirkung von Geräuschen über 85 dB eintreten kann. Typische Anzeichen eines Lärmschadens sind Abfälle der Hörkurve in den hohen Frequenzen, mit einer Senke (Tief) bei 4.000 Hz (vgl. auch Abbildung 10). Unser Arbeitsschutzgesetz schreibt vor, dass bei einer dauerhaften Lärmbelastung von über 85 dB am Arbeitsplatz ein Gehörschutz getragen werden muss.

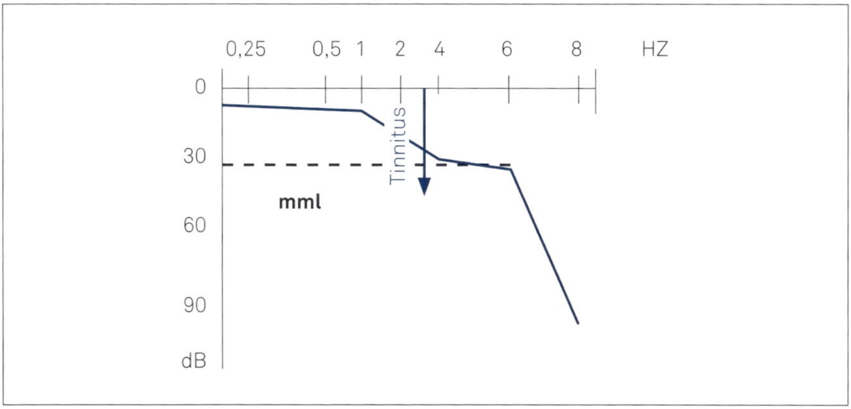

Abbildung 10: Audiogramm nach einem Lärmschaden

Oft wird diese Hochtonschwerhörigkeit gar nicht bemerkt. Betroffene Personen berichten lediglich, dass das Hören allgemein anstrengender ist. Das liegt daran, dass wir das Hören der hohen Töne für das Richtungshören benötigen. Die Patienten beschreiben, dass sie zwar Sprache gut verstehen können, aber große Probleme bekommen, wenn mehrere Leute gleichzeitig reden oder wenn sie bestimmen sollen, woher ein Geräusch genau kommt. Das wiederum führt oft dazu, dass sie Geselligkeit meiden, bei Gesprächen rascher ermüden und sich immer weiter aus dem gesellschaftlichen Leben zurückziehen.

Merke

Sollten Sie von einer Hochtonschwerhörigkeit betroffen sein, sprechen Sie mit Ihrem Ohrenarzt darüber. Unter Umständen kann ein Hörgerät, das die hohen Frequenzen ausgleicht, Ihr Leben erheblich vereinfachen.

Was genau passiert nun bei einem Lärmschaden? Durch Einwirkung eines starken Schallimpulses brechen die Sinneshaare der betroffenen inneren

Haarzellen (IHZ) ab. Abbildung 11 zeigt die stark vergrößerte Aufnahme der Cilien der Haarzellen im Innenohr. Wie man sich leicht vorstellen kann, sind die IHZ, die direkt am Eingang zum Innenohr liegen besonders gefährdet, da dort die mechanische Einwirkung am stärksten ist. Darum beginnt die Lärmschwerhörigkeit meist in den hohen Frequenzen.

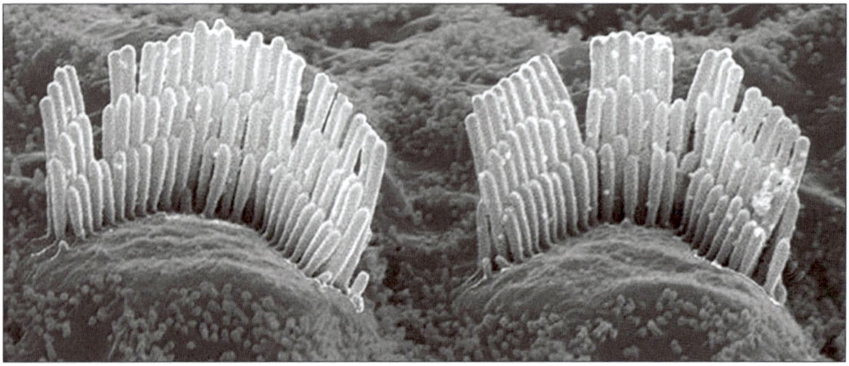

Abbildung 11: Aufnahme der Cilien von Haarzellen im Innenohr

Gesunde Cilien bilden eine Reihe kleiner Stifte, die verkleben können, was z.B. nach einer langen Nacht in einem Club mit lauter Musik vorkommen kann. Von diesem Schaden können sich die Haarzellen wieder erholen. Es kann jedoch auch zu einer unwiederbringlichen Zerstörung der Haarzellen kommen. Daher ist es so wichtig die eigenen und genauso die Ohren der Kinder vor Lärm zu schützen.

Merke

In einem Club oder bei Open Air-Veranstaltungen in der Nähe von Lautsprechern zu stehen oder Heimwerkerarbeiten mit Betonbohrer, Kreissäge o.Ä. ohne Hörschutz durchzuführen, ist für die Ohren gefährlich.

Eine Untersuchung (Szecsenyi & Sandholzer, 1995) hat ergeben, dass in Deutschland im Alter zwischen 16 und 25 Jahren bereits jeder Vierte einen deutlich nachweisbaren Schaden im Hochtonbereich hat. Diese Zahlen sind alarmierend. Das Problem hierbei ist, dass die Betroffenen in jungen Jahren häufig selbst noch nichts von diesem Schaden bemerken. Eine Hörminderung ist jedoch der Hauptrisikofaktor für die Entwicklung eines Tinnitus.

Exkurs

Lärmschäden sind in den Industrieländern weit verbreitet. Sie sind wahrscheinlich einer der Hauptgründe für Tinnitus. Bei Untersuchungen an Menschen aus Naturvölkern, die keinem vergleichbaren Alltagslärm ausgesetzt waren, hat man festgestellt, dass das Hörvermögen eines 30-Jährigen aus einem Industrieland dem eines 80-Jährigen aus einem Naturvolk entspricht.

Knalltrauma. Beim Knall ist die Besonderheit, dass die heftige Schallwelle besonders den Bereich um 4.000 Hz schädigt (vgl. Abbildung 3, S. 27). Eine besondere Form des Knalltraumas ist das *Explosionstrauma*, das in schlimmen Fällen mit einem Einriss des Trommelfells einhergeht und dadurch die schwerwiegendste Form der Lärmschädigung darstellt. Beim Explosionstrauma kommen zusätzlich zum Knalltrauma noch die Folgen der Druckwelle auf die Innenohrstrukturen hinzu.

Schädel-Hirn-Trauma. Tritt der Tinnitus im Zusammenhang mit einem Schädel-Hirn-Trauma auf, muss neben der zentralen Verletzung auch an eine Innenohrläsion im Sinne eines Knalltraumas gedacht werden. Das Audiogramm einer Person mit Schädel-Hirn-Trauma zeigt dem Knalltrauma ähnelnde Kurven. Wenn Patienten mit einem frischen Tinnitus zum HNO-Arzt kommen, findet dieser nicht selten beim Hörtest das Bild eines Knalltraumas. Oft liegt der Schädelunfall schon viele Jahre zurück, ohne dass bisher ein Tinnitus wahrgenommen wurde. Es ist wichtig mögliche Ursachen genau zu erfragen und dem Betroffenen zu erklären, dass die Ursache des Tinnitus ggfs. auch in einem lange zurückliegenden Schädel-Hirn-Trauma zu finden sein könnte.

2.1.2.2 Alter

Im Laufe eines Lebens wird das Gehör immer weiter abgenutzt. Abnutzung meint hier, dass viele kleine Schädigungen sich addieren. So spricht man in den Industrieländern von einer Altersschwerhörigkeit. Dieser Begriff lässt vermuten, dass diese Schwerhörigkeit etwas mit dem Alter zu tun hat. Besser wäre es jedoch von einer *Sozioakusis* zu sprechen, also einem durch Umweltfaktoren beschleunigten „Abnützen“ der Ohren. Die Folge ist, dass man im gehobenen Alter die hohen Töne schlechter hören kann und meistens sitzt der Tinnitus genau in dieser Frequenzregion.

2.1.2.3 Hörsturz

Von einem Hörsturz spricht man, wenn *plötzlich* und *auf einem Ohr* das Hörvermögen nachlässt. Der Hörsturz ist charakterisiert als ein akuter, aus scheinbarem Wohlbefinden heraus auftretender, einseitiger Hörverlust im Sinne einer Schallempfindungsschwerhörigkeit. Die Diagnose „Hörsturz“ ist quasi eine Ausschlussdiagnose, weswegen man auch genauer von einem *idiopathischen* Hörsturz (ohne bekannte Ursache) spricht. Sind die Ursachen für eine plötzliche Innenohrfunktionsstörung bekannt (z. B. Knalltrauma, Akustikusneurinom o. Ä.), spricht man korrekterweise nicht mehr von einem Hörsturz.

Ein Hörsturz kann die unterschiedlichsten Formen annehmen. Es kann das gesamte Gehör auf dem betroffenen Ohr völlig verschwunden sein (Ertaubung) oder auch nur eine ganz leichte Hörminderung auftreten. Der Hörsturz kann die tiefen, die mittleren oder die hohen Frequenzen betreffen, wobei sich eine Beeinträchtigung der tiefen Frequenzen am ehesten wieder zurückbildet. Tinnitus kommt dabei in 70 % der Fälle vor. Die meisten Hörstürze bilden sich innerhalb kurzer Zeit (ca. 70 % innerhalb eines Monats) zurück. Ein nach dem Hörsturz rasch folgender Tinnitus spricht dabei eher für eine gute Prognose hinsichtlich einer schnellen Erholung des Gehörs. Bei leichter Hörminderung bzw. Hörsturz im Tieftonbereich ist die Prognose besonders gut. Die Wahrscheinlichkeit für das Wiederauftreten eines Hörsturzes wird mit ca. 30 % angeben. Bei schwerem Hörverlust bzw. kompletter Ertaubung ist die Prognose ungünstig, d. h. eine rasche Erholung des Gehörs wird mit zunehmender Stärke des Hörverlusts unwahrscheinlicher. Ebenso scheint ein zusätzlich auftretender heftiger Drehschwindel und entsprechende Störung des Gleichgewichtsorgans mit einem ungünstigen Heilungsverlauf zusammenzuhängen. Einen Sonderfall stellt hier ein Morbus Menière dar (vgl. Kapitel 2.1.2.5). Beidseitige Hörstürze gibt es nur ganz selten.

Ein Hörsturz und das Auftreten von Tinnitus sind entgegen weitverbreiteter Behauptungen nicht identisch. Allerdings besteht der aktuelle Konsens (S3-Leitlinie; AWMF, 2015), dass die Behandlung des unklaren (idiopathischen) Tinnitus analog der Hörsturzbehandlung empfohlen wird.

In Abbildung 12 ist das Audiogramm eines Patienten mit Hörsturz abgebildet. Man kann gut erkennen, wie die Hörkurve fast auf allen Frequenzen abgefallen ist. Der betroffene Patient war mit einem „Wattegefühl" im Ohr aufgewacht und dachte zunächst, dass Wasser vom Duschen oder Ohrenschmalz seinen Gehörgang verstopft hatte. Erst Stunden später wurde er unruhig, nachdem es im Ohr anfing zu rauschen und ein hoher Pfeifton dazu kam.

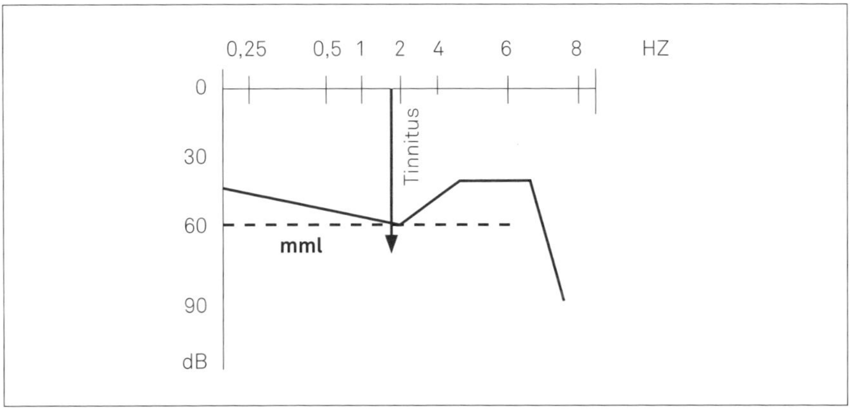

Abbildung 12: Audiogramm nach einem Hörsturz

Mit den Ursachen eines Hörsturzes verhält es sich ähnlich wie mit dem Tinnitus. In einigen wenigen Fällen gibt es nach den Untersuchungen eine konkrete, behandelbare Ursache. Es ist davon auszugehen, dass verschiedene unbekannte bzw. nicht nachweisbare Ursachen einen Hörsturz auslösen. Vermutet werden z. B. Durchblutungsstörungen im Innenohr, Virusinfekte und entzündliche Reaktionen, Autoimmunerkrankungen u. v. m. Studien, die systematisch nach infektiösen Ursachen gesucht haben, wurden jedoch nur in extrem seltenen Fällen fündig. Eine Suche nach solchen Erregern ist daher nur bei konkreten Hinweisen sinnvoll.

Lange Zeit hieß es: Ein Hörsturz ist wie ein kleiner Schlaganfall – eine Durchblutungsstörung. Wir wissen heute, dass das nicht nachweisbar ist. Zumindest ist man in Fachkreisen und nach der aktuellen S3-Leitlinie (AWMF, 2015) davon abgekommen, den Hörsturz mit Durchblutungsmedikamenten zu behandeln. Bei einem Hörsturz finden sich keine kleinen Gerinnsel, die die Gefäße verstopfen. Dies ist deshalb wichtig zu wissen, da falsche Annahmen über Ursachen zur Aufrechterhaltung der erlebten Belastung durch den Tinnitus beitragen können.

„Mini-Hörstürze“. Ein interessantes Phänomen sind „Mini-Hörstürze“, die allerdings keine echten Hörstürze sind. Dabei handelt es sich um ein Phänomen, dass viele Menschen schon erlebt haben: Aus heiterem Himmel ist das Hörvermögen auf einem Ohr kurzzeitig gemindert. Viele Leute beschreiben dies als „ein Zufallen“ des Ohres mit dem gleichzeitigen Ertönen eines kurzen Tons, meistens eines hohen Pfeiftons. Dies hält meistens nur einige Sekunden bis Minuten an, kann den Betroffenen aber gehörig erschrecken.

Ein weiteres unbedenkliches Phänomen, das zu einem vorübergehenden Ohrgeräusch führen kann ist z. B. beim raschen Überwinden großer Höhenunterschiede, etwa im Flugzeug bei Start und Landung zu beobachten. Wenn hierbei der Druckausgleich nicht funktioniert, kann es zu einer eingeschränkten Schwingungsfähigkeit des Trommelfells kommen. Charakteristischerweise hört der Betroffene dann seine eigene Stimme auf dem befallenen Ohr lauter als die Außengeräusche. Ein Befund, der von der klinischen Symptomatik des Hörsturzes abgegrenzt werden muss: Beim Hörsturz hört der Betroffene auf dem jeweiligen Ohr sowohl die Außengeräusche als auch seine eigene Stimme deutlich leiser bis gar nicht.

2.1.2.4 Ototoxische Ursachen

Tinnitus ist eines der Symptome, die häufig als Nebenwirkung von Medikamenten auf deren Beipackzetteln aufgeführt werden. Dies bedeutet nicht, dass diese Medikamente Tinnitus-Betroffenen nicht verschrieben werden sollten. Die Patienten sollten aber darüber aufgeklärt werden. Dosisabhängig und in der Regel reversibel kann Tinnitus bei Antidepressiva, Aminophyllin, Chinidin, Carbamazepin, Doxycyclin, Indometacin, Koffein, Salicylate, Salbutamol, Tetracyclin, Tuberkulostatika etc. auftreten (eine ausführliche Übersicht finden Sie bei Hesse, 2016).

Bei Aminoglykosiden (insbesondere Gentamycin, Kanamycin, Streptomycin, Neomycin und Bykomycin), Cisplatin etc. kann es zu einer bleibenden Verschlechterung des vorliegenden Tinnitus kommen. Bei Lauterwerden des Tinnitus ist unter der Betrachtung der medizinischen Umstände ein Absetzen der Medikamente abzuwägen.

Ototoxische Schädigung. In besonders komplizierten Fällen der Mittelohrentzündung, in denen spezielle Antibiotika zur raschen Ausheilung eingesetzt werden, kann es zu einer Vergiftung im Eingangsbereich der Cochlea und damit zu Beschädigungen der Haarzellen kommen. So eine *ototoxische Schädigung* wirkt sich mehr oder weniger beidseitig aus, da Antibiotika über das Blut auf die empfindlichen Innenohrstrukturen einwirken. Die Innenohrstrukturen des Hochfrequenzbereichs scheinen dafür besonders anfällig zu sein.

2.1.2.5 Morbus Menière

Die Trias rezidivierender Tinnitus mit Hörsturz und Drehschwindelanfällen entspricht dem klassischen Symptom eines *Morbus Menière-Anfalls*. Oft kündigt sich der Anfall auf der betroffenen Seite mit einem Druckgefühl sowie einer *Dysakusis* (verzerrtes Hören) an. Bei chronischem Tinnitus kommt ein Lauterwerden des Ohrgeräusches hinzu. Ätiologisch handelt es sich um einen *endolymphatischen Hydrops* des Innenohrs mit Einreißen der Membran (vgl. Abbildung 13; S. 56), der zum Drehschwindelanfall führt. Entsprechend ist während eines Anfalls in der Regel ein horizontal rotierender *Nystagmus* („Augenflackern“) erkennbar. Begleiterscheinungen des Anfalls sind eine Fallneigung zu einer Seite, Blässe, Schweißausbrüche bis hin zu Durchfall, Übelkeit und Erbrechen. Die Schwindelneigung klingt üblicherweise innerhalb von 24 Stunden langsam ab (zur Therapie des Morbus Menière siehe Kapitel 3.2.2).

2.1.2.6 Endolymphatischer Hydrops

Beim endolymphatischen Hydrops kommt es, wie beim Morbus Menière, zu einer Druckerhöhung der Flüssigkeit in der Cochlea, allerdings ohne Störung des Gleichgewichtsorgans. Typische Symptome sind hörsturzartige Schwankungen der Hörkurve (Hörminderung im Tieftonbereich), ein Druckgefühl auf dem betroffenen Ohr oder der betroffenen Kopfseite, ein Tinnitus mit tiefer Frequenz (meist Brummen, manchmal aber auch Pfeifen) und eine *Diplakusis*, d.h. ein Ton klingt auf dem einen Ohr höher als auf dem anderen Ohr (vgl. Abbildung 13).

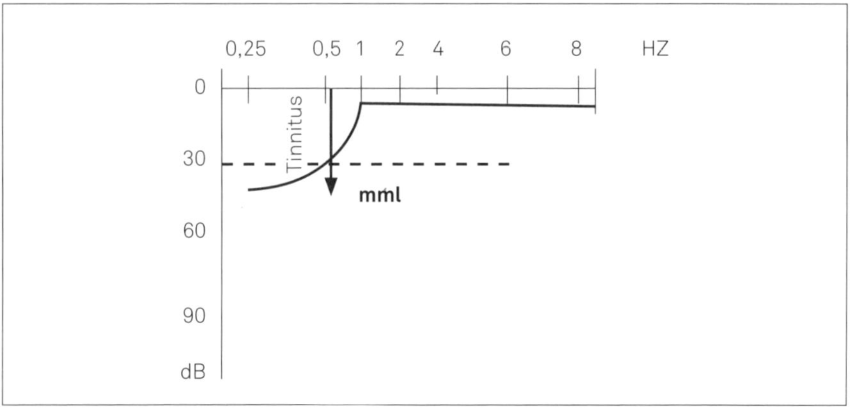

Abbildung 13: Audiogramm bei Hydrops

Behandeln kann man den endolymphatischen Hydrops sehr gut mit Medikamenten, die den Druck im Innenohr senken. Sobald der Druck gesunken ist, verschwindet meist auch die Hörminderung und der Tiefton-Tinnitus. Sollten Sie unter den oben beschriebenen Symptomen leiden, dann kann es hilfreich sein mit Ihrem HNO-Arzt konkret über einen endolymphatischen Hydrops und infrage kommende Behandlungsmöglichkeiten zu sprechen.

2.1.3 Erkrankungen des Hörnervs (Retrocochleäre Störung)

Verglichen mit den in Kapitel 2.1.1 und Kapitel 2.1.2 aufgeführten Schallleitungs- und Schallempfindungsstörungen sind Störungen der sich ans Innenohr anschließenden Hörbahn selten. Wir wollen hier nur auf eine wichtige Erkrankung näher eingehen, da sie ausgeschlossen werden muss; das Akustikusneurinom.

Akustikusneurinom (Schwannom). Eine langsam fortschreitende oder an- und abklingende einseitige Hörminderung mit wiederkehrendem hochfrequentem Tinnitus kann ein Hinweis auf ein *Schwannom* oder *Akustikusneurinom* sein. Viele Neurinome manifestieren sich am Anfang in Form eines Tinnitus. Ein Akustikusneurinom ist ein gutartiger Tumor des Gleichgewichtsnervs, der in der Regel sehr langsam zunächst im knöchernen Gehörgang wächst und sich dann über Hörnerv, Gleichgewichtsnerv und Gesichtsnerv ausbreitet (zur Therapie des Akustikusneurinoms siehe Kapitel 3.2.3).

Weitere Auslöser im zentralen Nervensystem. Natürlich können auch Hirnerkrankungen durch Viren, Tumore, Nervenerkrankungen wie Multiple Sklerose, Arterienverkalkungen, Alzheimer o. Ä. im Einzelfall mit Tinnitus einhergehen. In der Regel ist der Tinnitus aber nicht das einzige und Erstsymptom dieser Erkrankungen und somit bei der Diagnostik von geringer Bedeutung. Es ist daher nicht sinnvoll, sich bei einem Tinnitus komplett untersuchen zu lassen.

2.1.4 Der somatosensorische Tinnitus: Störungen in Wirbelsäule und Kiefer-Kauapparat

Es gibt eine ganze Reihe von Betroffenen, die ihren Tinnitus durch Bewegen der Halswirbelsäule (HWS) oder des Kiefer-Kauapparates beeinflussen können (Goebel & Hiller, 2001b). Man unterscheidet zwischen *vertebragenem* (von der Halswirbelsäule ausgehendem) und *stomatognathogenem* (von der Kiefer-Kaumuskulatur ausgehendem) Tinnitus (Biesinger et al., 2015; Sanchez & Rocha, 2011).

Vertebragener Tinnitus. Ein Einfluss der *Halswirbelsäulenmuskulatur* auf den Tinnitus *(zervikogener Tinnitus)* ist häufig bei chronischen Fehlhaltungen (z. B. durch Schreibtischarbeit) oder Blockierungen festzustellen. Hier beobachtet man, ähnlich wie beim *stomatognathogenen Tinnitus*, dass bei bestimmten Kopfhaltungen Veränderungen des Tinnitus (z. B. ein Lauter-/Leiserwerden oder ein zusätzlicher Ton) wahrgenommen werden. Manchmal bewirken eine längere Halswirbelsäulenbelastung, wie beim Kopfstand bzw. bestimmten Yoga-Übungen, oder Erschütterungen beim Joggen Veränderungen des Tinnitus. Eine ungünstige oder verspannte Schlafhaltung oder ein ungeeignetes Kopfkissen können ebenso dazu führen, dass Betroffene mit einem lauten Tinnitus aufwachen, der im Laufe des Tages wieder leiser wird.

In einigen Fällen haben uns Patienten berichtet, dass nach manuellen Therapiemaßnahmen (z. B. einer kräftigen Nackenmassage, Chiropraktik, einer manuellen Therapie o. Ä.) eine akute Verschlimmerung des Tinnitus eingetreten ist (vgl. Kapitel 3.4.7).

Merke

Weisen Sie Ihren Masseur oder Physiotherapeuten darauf hin, wenn er zu heftig Ihre Hals- und Nackenmuskulatur massiert.

Bisher weiß man leider noch nicht genau, wie diese Beeinflussung zustande kommt, aber es wird vermutet, dass eine Vernetzung der Nerven aus dem HWS- bzw. Kiefer-Kaubereich mit Kernen der Hörbahn dafür verantwortlich ist. Diese neuronale Vernetzung ist vermutlich angeboren, da fast die Hälfte aller Menschen mit gesunden Ohren beidseitig einen Pfeifton hören, wenn sie gähnen oder die Kaumuskulatur stark beanspruchen. Bemerkt wird das Phänomen allerdings häufig erst bei einem chronischen Tinnitus und sorgt dann für zusätzliche Unruhe. Manche Tinnitus-Betroffene können beim festen Zukneifen der Augen das gleiche Phänomen erzeugen *(gaze-evoked tinnitus)*.

Die neuronalen Vernetzungen von Muskeln und Sehnen der Halswirbelsäule bzw. der Kaumuskulatur mit der *Formatio retikularis* (dem Aufmerksamkeitszentrum) und Kernen der Hörbahn haben evolutionsbiologisch eine wichtige Bedeutung. Sie ermöglichen uns, dass wir schnell auf akustische Reize reagieren können. Wenn wir z. B. ein plötzliches Geräusch von der Seite hören, wenden wir automatisch den Kopf in die Richtung des Geräusches. Ganz ähnlich verhält es sich, wenn wir von jemandem gerufen werden. Wir wenden unseren Kopf automatisch der Stimme zu. Diese Vernetzung erleichtert uns das räumliche Hören.

Durch eine Erhöhung der vegetativen Grunderregung (z. B. durch Stress) steigt automatisch auch die Anspannung der Muskeln im HWS-Bereich. Wir bemerken dann, dass wir im Bereich der Schultern und des Nackens verspannt sind. Ob die Verspannungen den Tinnitus verursachen oder der Stress bzw. die Sorgen um den Tinnitus die Verspannungen, ist nicht abschließend feststellbar.

Stomatognathogener Tinnitus. Ähnlich kann es sich mit der *Kaumuskulatur* verhalten. Einige Tinnitus-Betroffene berichten beim Vorschieben des Kiefers, beim Gähnen oder beim Zähnezusammenbeißen von einem Lauterwerden des Tinnitus. Ein Zusammenbeißen der Zähne passiert auch oft unabsichtlich, z. B. wenn man unter Stress oder Anspannung steht. Dann spricht man von „Zähneknirschen" oder „Zähnepressen". Manchmal kann es auch nach dem Einsetzen von Kronen oder anderem Zahnersatz durch eine Veränderung des Zahnstandes zu solchen Phänomenen kommen (vgl. Kapitel 3.4.7).

Eine solche Tinnitusmodulation durch die Kiefer-Kaumuskulatur bzw. die Halsmuskulatur ist bei etwa 30 % der Patienten mit chronischem Tinnitus zu finden. Notwendig sind dafür einfache Funktionsuntersuchungen (vgl. Goebel & Hiller, 2001b). Auf keinen Fall kann eine Röntgenaufnahme beim somatosensorischen Tinnitus als Beweismittel dienen. Es gibt viele Veränderungen am Skelett oder dem Kauapparat, die keinen Tinnitus nach sich ziehen. Wichtiger und aussagekräftiger sind die erwähnten Funktionsuntersuchungen, die bei positivem Ausgang durch die Diagnostik eines Manualtherapeuten ergänzt werden sollten.

2.1.5 Abwesenheit organischer Ursachen

Bleibt der Tinnitus quälend, ohne dass eine organische Ursache gefunden werden kann, ist eine gute Beratung, die den Patienten aufklärt und ihm Befürchtungen und Ängste nimmt, entscheidend für den weiteren Umgang mit dem Tinnitus und das damit einhergehende Ausmaß der Beeinträchtigung.

Der HNO-Arzt sowie spezielle Tinnitus- und Hyperakusis-Zentren sind gute Anlaufstellen, um darüber hinaus herauszufinden, ob eventuell destabilisierende Einflüsse aus anderen, nicht direkt mit dem Hörsystem zusammenhängenden Strukturen vorliegen und in die Behandlung mit einzubeziehen sind. Hierzu gehören v. a. psychische Bereiche, die den Betroffenen zunächst verschlossen sein können. Bei Menschen, die an einer *Somatisierungsstörung* leiden, liegen den vielfältigen körperlich erlebten Symptomen, wie z. B. Tinnitus, Hyperakusis oder Kopfschmerzen, nicht selten psychische Belastungen wie Depression und Ängste zugrunde. Auch ausgeprägte Befürchtungen bezüglich ursächlicher Erkrankungen mit lang anhaltendem massivem Grübeln, sobald bisher unbekannte Symptome oder Beschwerden auftreten, weist auf eine psychische Beeinträchtigung mit aufrechterhaltender Funktion hin. Im Extremfall führt dies zu einer *Hypochondrie*, einer übertriebenen Angst vor Erkrankungen. Am besten erkennt dies ein Facharzt für Psychosomatische Medizin bzw. ein psychologischer oder ärztlicher Psychotherapeut.

Wenn Sie unter Tinnitus und Hyperakusis leiden, sollten Sie sich nicht verrückt machen lassen. In den meisten Fällen findet sich keine organische Erklärung, es handelt sich meist um harmlose, vorübergehende Phänomene. Je ernster sie ein solches Phänomen nehmen und je mehr Aufmerksamkeit sie ihm schenken, desto schlimmer wird es. Wichtig ist, dass Ihnen Ihr Arzt oder Psychotherapeut verständlich und einfühlsam die Entstehung von Tinnitus erklärt, so dass unnötige Ängste und Befürchtungen erst gar nicht aufkommen.

Merke

Das Hörsystem ist eng mit emotionalen Strukturen verknüpft.

Der im Kasten angesprochene Hirnbereich ist das sogenannte *limbische System*, das Informationen vom Hörsystem erhält und daraufhin Emotionen, wie z. B. Angst auslösen kann. Wir wissen aus Studien, dass jeder zweite Mensch mit einer Depression oder Angsterkrankung einen Tinnitus wahrnimmt, wenn man ihn danach fragt. Ähnlich verhält es sich auch mit der Hyperakusis. Es hat sich gezeigt, dass Menschen die unter Tinnitus *und* Hyperakusis leiden, weit heftigere Schweregrade von Depressionen oder Angststörungen aufweisen, als Tinnitus-Betroffene ohne Hyperakusis.

2.2 Aufrechterhaltende Faktoren

Nachdem im Kapitel 2.1 verschiedene auslösende Faktoren für die Entstehung von Tinnitus und Hyperakusis vorgestellt wurden, soll nun noch auf Faktoren eingegangen werden, die die Störungen aufrechterhalten können. Durch das Zusammenwirken von auslösenden und aufrechterhaltenden Faktoren kommt es im Verlauf der Chronifizierung des Tinnitus bzw. der Hyperakusis häufig zu einer Art Teufelskreis.

2.2.1 Tinnitus-Teufelskreis

Abbildung 14 stellt ein sogenanntes biopsychosoziales Modell der Tinnitus-Belastung vor. Dieses Modell veranschaulicht, wie mit dem Tinnitus zusammenhängende somatische Faktoren (z. B. Schädigung des Hörnervs durch Lärmtrauma), psychische Faktoren (z. B. überhöhtes Anspruchsniveau) und Umgebungsfaktoren (z. B. starke berufliche Belastung) gemeinsam mit weiteren Faktoren, wie z. B. wachsende ängstliche Aufmerksamkeit, Schlafstörungen, depressive Reaktionen und muskuläre Verspannungen, in einer Art Teufelskreis münden können und somit zur Entstehung und Aufrechterhaltung des Tinnitus beitragen.

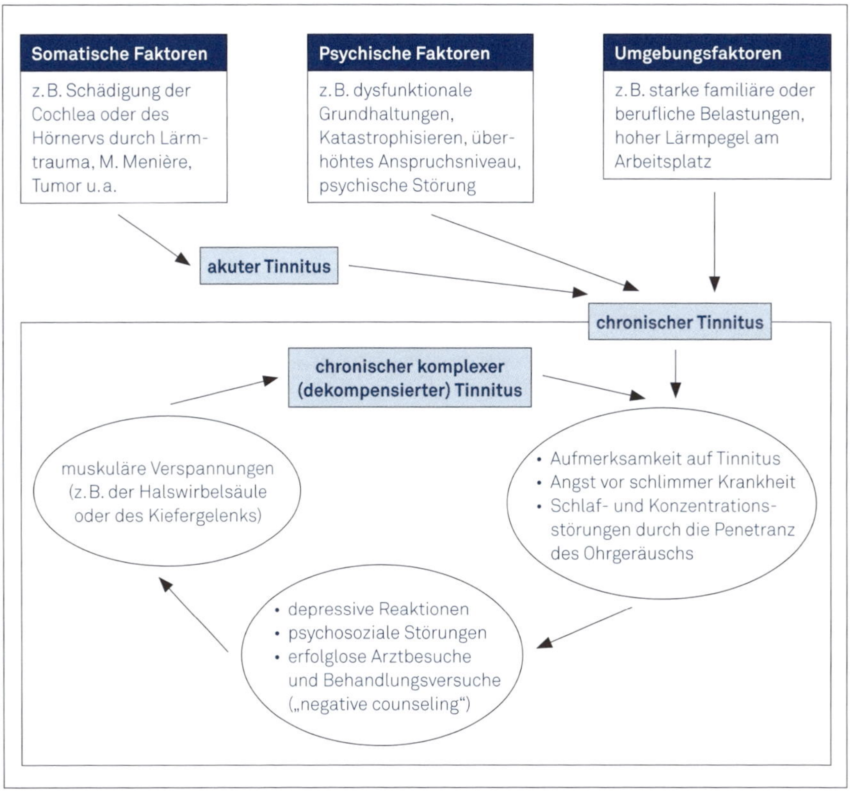

Abbildung 14: Biopsychosoziales Modell der subjektiven Tinnitus-Belastung (nach Goebel & Hiller, 2001b)

In Abbildung 15 ist neben dem Teufelskreis auch der Bewältigungskreis skizziert. Der Teufelskreis der akustischen Verstärkung (linker Teil der Abbildung) stellt dar, warum wir den Tinnitus, der doch ein verhältnismäßig leises Geräusch ist, auf einmal permanent und als besonders laut wahrnehmen. An der Wahrnehmung eines Geräuschs sind zwei Strukturen maßgeblich beteiligt: das Stammhirn und die Hörrinde. Wichtig ist, sich zu vergegenwärtigen, dass uns das, was wir wahrnehmen nur zu einem Teil bewusst wird. Darüber, ob ein Höreindruck verstärkt wird oder nicht und somit von uns wahrgenommen wird oder nicht, entscheidet das Stammhirn. Die bewusste Wahrnehmung von Geräuschen geschieht dann in der sogenannten Hörrinde im Großhirn. Leider haben wir nur einen geringen Einfluss auf die Wahrnehmung und Verarbeitung von Signalen im Stammhirn. Es wäre sehr schön, wenn wir dem

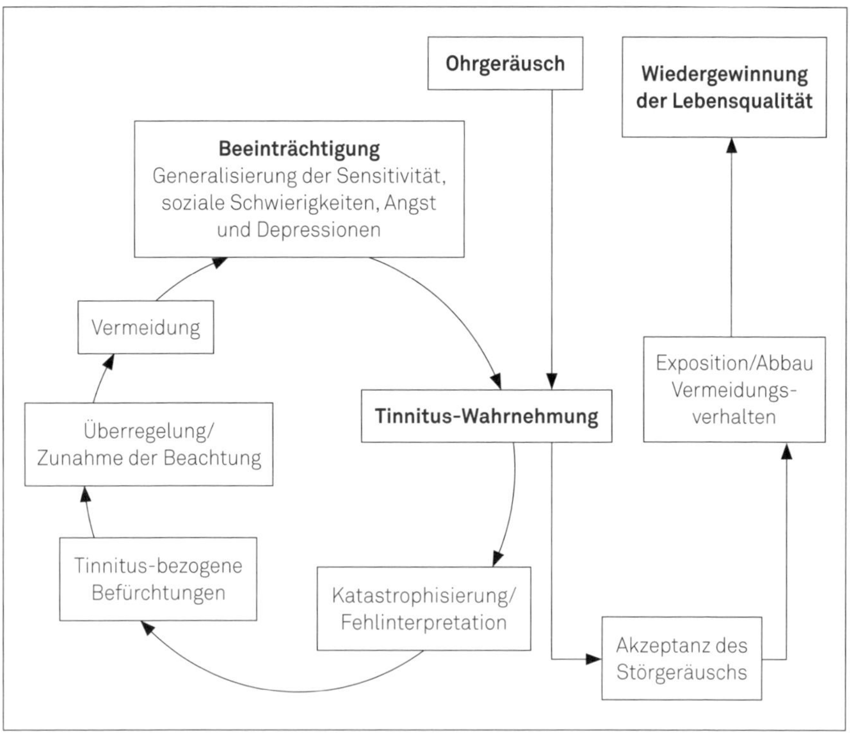

Abbildung 15: Tinnitus-Beeinträchtigung (links) und Tinnitus-Bewältigung (rechts) (nach Cima et al., 2012)

Stammhirn einfach sagen könnten: „Der Tinnitus ist nicht wichtig und muss daher nicht verstärkt werden".

Wird ein neuer (akuter) Tinnitus-Ton wahrgenommen und als Alarmsignal fehlgedeutet, kann er als unbekannt und eventuell bedrohlich, aber auf alle Fälle als negativ wahrgenommen werden. Dieser Vorgang spielt sich unbewusst ab. Da ein als negativ bewertetes Signal für uns gefährlich sein könnte, wird es über verschiedene Hirnbahnen verstärkt und so als Warnsignal bewusst wahrgenommen. Dadurch, dass das Signal in den mit der Hörrinde vernetzten „denkenden" (kognitiven) Bereichen des Großhirns negativ besetzt ist, achten wir ganz automatisch darauf und richten unsere Aufmerksamkeit darauf aus. Dies nennt man Fokussierung der Aufmerksamkeit. Es kann sogar sein, dass wir alles lauter und besser wahrnehmen als zuvor.

Der Tinnitus, der im chronischen Stadium nicht unbedingt vom geschädigten Innenohr ausgehen muss, wird durch die Fokussierung erst recht wahrgenommen und der Kreislauf beginnt von vorne. Durch das ständige Ablaufen dieses Kreislaufs kommt es zu einem Lernprozess, bei dem sich die beteiligten Strukturen stärker vernetzen und als Folge den Kreislauf festigen. So wird der Tinnitus auf akustischem Wege aufrechterhalten. Es ist ein sich selbst unterhaltender Mechanismus (vgl. linker Bereich von Abbildung 15).

Merke: Gute Nachricht

Auch nach 10 Jahren kann sich noch eine Abnahme dieses Lernprozesses einstellen und der Tinnitus von alleine oder mithilfe der verschiedenen Behandlungsmethoden wieder verschwinden (Bleich et al., 2001).

Wenn wir uns aber davon überzeugen konnten, dass die Geräusche harmlos sind (vgl. Abbildung 15, rechte Seite), passieren sie das Bewusstsein nicht anders als übliche Geräusche, die wir permanent hören. Wir blenden sie aus oder, wie beim Schluckgeräusch (vgl. Kasten „Experiment" in Kapitel 1.7.5.1 auf S. 42), wir gewöhnen uns einfach daran.

Interessant ist auch die Antwort auf die Frage, ob sich vorhersagen lässt, unter welchen Faktoren sich ein Tinnitus verschlimmert. Um dieser Frage nachzugehen, wurden in zwei Studien (Bleich et al., 2001; Olderog et al., 2004) Patienten im Akutstadium neben der HNO-Diagnostik jeweils auch bezüglich ihrer seelischen Verfassung mittels Strukturiertem Tinnitus-Interview (Goebel & Hiller, 2001a) und weiteren psychologischen Fragebögen untersucht. Nach drei bzw. sechs Monaten wurden die Patienten erneut mit den gleichen Instrumentarien untersucht und der Verlauf analysiert. In beiden Studien ließ sich die Tinnitus-Entwicklung nicht durch die festgestellten Tinnitus-Ursachen oder Tinnitus-Qualitäten (d.h. Tinnitus-Frequenz, Tinnitus-Lautheit etc.) vorhersagen, sondern lediglich durch die Krankheitseinstellung. In der Studie von Bleich et al. (2001) kam es bei Patienten, die der Aussage „Ich halte es für möglich, dass ich mein Leben aufgrund des Tinnitus ändern muss“ zugestimmt hatten im 3-Monats-Zeitraum zu keiner Verschlechterung des erlebten Tinnitus. Keinen Vorhersagewert hatten hingegen körperliche Beschwerden und Stresserleben. Patienten, bei denen zu Beginn der Testungen bereits Anzeichen einer Depression erkennbar waren, gehörten jedoch zu denjenigen Studienteilnehmern, deren Tinnitus dekompensierte, d.h. sich in dem 3-Monats-Zeitraum verfestigte. Bei Olderog et al. (2004) ließ sich das Dekompensationsrisiko auf die zu Beginn angegebene Lebensunzufriedenheit, Einschlafstörungen und Ängstlichkeit zurückführen.

Merke

Das Risiko einer Verschlechterung des Tinnitus steigt mit hoher psychischer Belastung im Akutstadium.

2.2.2 Hyperakusis-Teufelskreis

Ähnlich dem Tinnitus-Teufelskreis, kann sich auch bei der Hyperakusis im Zusammenhang mit Tinnitus ein Teufelskreis entwickeln. Coles, ein britischer Hörforscher, hat dazu das in Abbildung 16 dargestellte Modell entwickelt (Sood & Coles, 1988). Bei einer Hyperakusis wird der Verstärkungsmechanismus des Signals vom Innenohr zur Hörrinde maximal aktiviert. Dadurch werden selbst alltägliche Geräusche als unangenehm laut empfunden.

Die anfängliche Reaktion von Betroffenen ist daher Geräusche zu vermeiden. Aber genau dadurch wird die Hyperakusis aufrechterhalten. Wenn Geräusche vermieden werden, reagiert das Gehirn darauf, indem es die Empfindlichkeit noch weiter herauffährt. Der Weg aus dem Teufelskreis liegt also genau darin, das Gegenteil von dem zu tun, was man gerne tun würde. Es ist ratsam, sich wieder in die Außenwelt mit ihren vielfältigen Geräuschen und in Gesellschaft zu begeben (vgl. Kapitel 3.4.9).

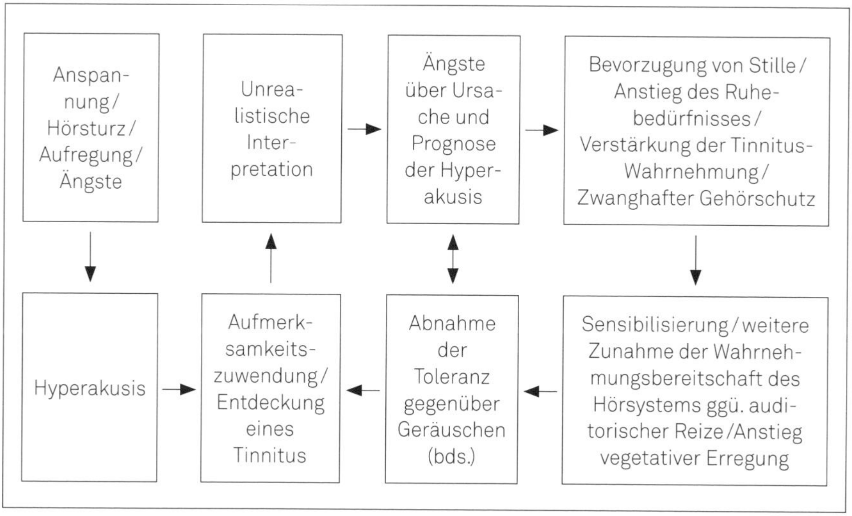

Abbildung 16: Tinnitus- und Hyperakusis-Teufelskreis (nach Sood & Coles, 1988)

3 Behandlung von Tinnitus und Hyperakusis sowie Möglichkeiten der Selbsthilfe

Das Kapitel stellt zunächst Selbsthilfemöglichkeiten bei Tinnitus und Hyperakusis vor, geht auf die Akutbehandlung sowie auf die wichtigsten Säulen einer professionellen ambulanten Behandlung ein und erläutert zudem weitere Therapieverfahren.

3.1 Was können Betroffene selbst gegen Tinnitus bzw. Hyperakusis unternehmen und wie können nahestehende Personen sie dabei unterstützen?

Es gibt eine Reihe von Fehlannahmen und ungünstigen Angewohnheiten, die einem eine Akzeptanz und einen förderlichen Umgang mit dem Tinnitus bzw. der Hyperakusis erschweren können. Diese wollen wir uns im Folgenden näher anschauen. Dabei werden wir auch herausarbeiten, wie man durch einen angemessenen und angstfreien Umgang mit dem Tinnitus und der Hyperakusis die Belastung senken kann.

3.1.1 Fehlannahmen über Tinnitus und Hyperakusis

Tinnitus und Hyperakusis werden häufig von falschen Vorstellungen und Ängsten begleitet. Oftmals besteht die Angst, der Tinnitus könne der Vorbote einer schlimmen, noch nicht erkannten Erkrankung sein.

Tinnitus als Durchblutungsstörung. Weit verbreitet ist die Annahme, Tinnitus stehe immer im Zusammenhang mit einer Durchblutungsstörung, da im akuten Stadium in der Regel eine durchblutungsfördernde Behandlung diskutiert und durchgeführt wird. Jede Veränderung des Tinnitus wird in der Folge als Verschlimmerung einer bestehenden Durchblutungsstörung interpretiert. Diese Interpretation verbreiten nicht selten Pharmaunternehmen, die durchblutungsfördernde Medikamente herstellen, da deren Gewinn wesentlich vom Glauben der Patienten an eine Durchblutungsstörung als Ursache abhängt. Egal, ob pflanzliche Substanzen oder besondere Laserverfahren, Nahrungsergänzungsmittel oder Sauerstoffanwendungen unterschiedlichster Art, alle diese Verfahren und Medikamente zur Verbesserung der Durchblutung zielen auf eine Erholung der zumeist bereits unwiederbringlich vernarbten Innenohrstrukturen ab, die im chronischen Stadium des Tinnitus schon längst nicht mehr im wesentlichen Zusammenhang mit dem Tinnitus stehen. Dies entspricht zumindest dem derzeitigen Wissensstand, der aber natürlich auch immer einem gewissen Wandel unterliegt.

Das „Schonen der Ohren" bei Hyperakusis. Diejenigen die unter Hyperakusis und Tinnitus leiden, beobachten häufig, dass nach Verlassen der als zu laut empfundenen Umgebung ihr Tinnitus häufig mehrere Stunden lang lauter bleibt (Tinnitus der Kategorie IV nach Jastreboff, vgl. Kapitel 1.1.5). Etwa die Hälfte der befragten Mitglieder aus Selbsthilfegruppen der Deutschen Tinnitus-Liga (DTL) gaben dies in einer großen Umfrage so an (Goebel et al., 2006). Die Betroffenen interpretieren das als Bestätigung ihrer Befürchtung, dass aus der Hyperakusis eines Tages eine bleibende Verschlimmerung des Tinnitus entsteht, was als Bedrohung erlebt wird.

3.1.2 Was kann ich selbst gegen Tinnitus und Hyperakusis tun?

Ungünstige Angewohnheiten abbauen. Bei erstmaligem Hören eines Tinnitus ohne auffällige Hörstörung oder ohne ein äußeres Ereignis als Auslöser, wie z.B. eine Explosion, muss man nicht direkt in eine Notambulanz oder in ein Krankenhaus gehen, sondern sollte nach ein bis zwei Tagen einen HNO-Arzt aufsuchen, der dann das weitere Vorgehen mit Ihnen besprechen wird. Davon, im Internet die Symptome zu suchen, möchten wir abraten, da dort unkontrollierte Informationen, Warnungen und Versprechen verbreitet werden, die von kommerziellen Interessen herrühren. Das gleiche gilt für Diskussionsforen, die meist eine Vielzahl katastrophisierender Ansichten bündeln und sich eher problem- als lösungsorientiert mit dem Thema Tinnitus beschäftigen. Da es schwer ist, die Spreu vom Weizen zu trennen und es in den Internetforen meist kein Qualitätsmanagement gibt, schadet die Recherche hier unter Umständen mehr, als dass sie Ihnen hilfreiche Informationen bringt. Eine Ausnahme ist die seriöse Informationsplattform der gemeinnützigen Selbsthilfeorganisation Deutsche Tinnitus-Liga. Dort können Sie auch Kontakt zu qualifizierten Beratern und Selbsthilfegruppen in Ihrer Nähe aufnehmen.

Nach einer gründlichen HNO-Diagnostik und je nach Bedarf auch absolvierten Therapie, ist jegliches zwanghafte Beobachten und Nachspüren des Tinnitus einem entspannten Umgang damit hinderlich. Unter Umständen ist es sogar sinnvoll, Ihre Freunde zu bitten nicht regelmäßig nach dem Tinnitus zu fragen. Es benötigt in stillen Momenten einige Anstrengung, wie z.B. kurz nach dem Erwachen oder abends beim Einschlafen, nicht als erstes auf den Tinnitus zu hören. Diese Anstrengung ist es aber wert. Je weniger Sie sich Ihren Tinnitus „ins Gedächtnis rufen" und je entspannter Sie mit dem Thema umgehen, desto höher liegen Ihre Chancen für ein Leben ohne Einschränkungen durch den Tinnitus.

Bezüglich des Umgangs mit einer Hyperakusis besteht bei Betroffenen und leider allzu oft auch bei Experten die Vorstellung, dass die Ohren vor den als zu laut empfundenen Außengeräuschen geschützt werden müssen. Insbesondere bei denjenigen, die den Tinnitus nach dem Ausgesetztsein lauter Umgebungen noch lange Zeit als lauter wahrnehmen, wird ein Vermeidungsverhalten verstärkt (Goebel et al., 2006). Das vorübergehende Lauterwerden des Tinnitus (vgl. Kapitel 1.1.5) ist eine zwar unangenehme Reaktion, die bezüglich der zukünftigen Tinntius-Intensität aber unbedeutend ist.

Den Tinnitus akzeptieren und ihm weniger Aufmerksamkeit schenken. Betroffene, die Tinnitus und Hyperakusis als ein Alarmsignal verstehen, achten ständig und sehr aufmerksam darauf. Wie bei einer Angststörung versuchen sie dem Tinnitus und lauten Umgebungsgeräuschen aus dem Weg zu gehen. Der Ärger über die Vielzahl unwirksamer Behandlungen und z.T. auch die Befürchtung, nicht ernst genommen zu werden, verstärkt die Problemwahrnehmung zusätzlich. Der Ratschlag, man solle lernen, mit dem Tinnitus zu leben, ist für die meisten Betroffenen zunächst schwer akzeptierbar und erscheint eher wie eine Kapitulation. Oftmals ist es beim chronischen Tinnitus jedoch weniger die Intensität (Lautheit) des Tinnitus, als vielmehr die negative Reaktion, die einer Gewöhnung im Wege steht. Daher ist eines der Hauptziele der Tinnitus-Behandlung die Verminderung hinderlicher Reaktionen auf den Tinnitus, anstatt lediglich auf eine Verminderung der Lautstärke zu zielen.

Es kommt immer wieder vor, dass beim Arzt-Patienten-Kontakt aus Zeitmangel Missverständnisse entstehen, die nicht selten der Beginn einer frustrierenden „Patienten-Karriere" sind. Die Betroffenen laufen von Experte zu

Experte, unterziehen sich fragwürdigen Therapien oder verlieren viel Geld mit nicht anerkannten „Heilverfahren“. Aus der Not geboren, beginnt eine Suche nach Heilern, die das Verschwinden des Tinnitus versprechen, ohne wissenschaftlich abgesicherte Belege für die Wirksamkeit ihrer Therapie vorweisen zu können. Die gemeinnützige Selbsthilfeorganisation Deutsche Tinnitus-Liga (DTL) bietet für Mitglieder eine Übersicht und kritische Statements zu alternativen und unbekannten Behandlungsangeboten (im Sinne eines Verbraucherschutzes).

Es gibt in der Bundesrepublik Deutschland schätzungsweise 100.000 Selbsthilfegruppen bzw. Initiativen, in denen sich rund 3 Millionen Menschen engagieren. Hier können Sie sich mit Mitbetroffenen über Erfahrungen austauschen, gemeinsam medizinische Themen besprechen, sich gegenseitig Mut machen und gemeinsam Entspannungsübungen machen. Um Hoffnung zu schöpfen, kann es schon am Beginn einer Tinnitus-Erkrankung hilfreich sein, an einer Selbsthilfegruppe teilzunehmen. Eine Befragung unter Mitgliederen der Deutschen Tinnitus-Liga hat gezeigt, dass die Wahrscheinlichkeit, dass sich die Tinnitus-Belastung zurückbildet, bei Teilnehmern einer Selbsthilfegruppe siebenmal höher ist als bei Menschen, die nicht an einer Tinnitus-Selbsthilfegruppe teilnehmen (Goebel et al., 2006).

Was kann ich tun, um meine Hyperakusis abzubauen? Liegt eine „echte“ Hyperakusis vor (und kein Rekruitment), muss man diese sozusagen durch regelmäßige Exposition abtrainieren. Denn die Hyperakusis hat im chronischen Stadium nichts mehr mit einer Funktionsstörung im Ohr zu tun, sondern mit einer ungünstigen Verstärkung von neu verschalteten Nervenbahnen im Gehirn. Sie können Ihre Ohren nicht weiter schädigen, wenn sie sich normalen Umweltgeräuschen aussetzen. Sie können also ohne Bedenken unter Menschen gehen und müssen keine Alltagsgeräusche meiden.

Muss ich mein Leben grundlegend ändern? Diese Frage ist natürlich nur individuell beantwortbar. Eine Rolle spielen dabei die jeweiligen Lebensabschnitte, in denen man sich befindet und die Herausforderungen, die damit einhergehen. Partnerkonflikte, Konflikte mit Kindern, die in der Ablösungsphase stehen, Ausbildungshürden, berufliche Schwellen, z. B. Arbeitsplatzunzufriedenheit durch Mobbing, aber auch aus anderen Gründen bestehende Veränderungswünsche, Arbeitsplatzverlust, Erreichen des Rentenalters und dazugehörige Planungen, wie es ohne Arbeit weitergeht usw., stellen z. T. belastende Situationen im Leben dar. Da ist es nicht verwunderlich, wenn sich in solchen Phasen besonders häufig ein Tinnitus oder eine Hyperakusis einstellt bzw. erstmals zur Belastung wird. Neben der Symptombewältigung ist es dann ratsam auch Freunde und Bekannte in die Thematik einzubeziehen. Wenn keine Verbesserung zu erreichen ist und die seelische Belastung eher zunimmt, sollten Sie sich nicht scheuen, einen Psychotherapeuten zu Rate zu ziehen. Viele Menschen, die uns begegnet sind, haben berichtet, dass sie über den Tinnitus oder die Hyperakusis erst auf ihre Lebensprobleme aufmerksam geworden sind und den Tinnitus oder die Hyperakusis im Nachhinein als Warnsignal verstanden haben. Sie registrierten, dass der Tinnitus oder die Hyperakusis Symptome ihrer Überforderung waren und sie ohne diese noch heute unentschlossen ihr Dilemma aussitzen würden. Der Tinnitus bzw. die Hyperakusis waren somit also für sie eine Aufforderung etwas an ihrem Lebensstil zu ändern.

3.1.3 Wie können nahestehende Personen helfen?

Neben dem Aufbringen von Verständnis sollten Sie als Angehöriger oder Freund den Betroffenen ermutigen, wieder am gesellschaftlichen Leben teilzunehmen, selbst wenn der Betroffene Bedenken äußert, dass es ihm in Gesellschaft anderer zu laut sein könnte. Sie können Ihrem Freund dann z. B. raten, sich nicht übertrieben zu schonen. Für den Betroffenen ist es ganz wichtig, wieder integriert und eingeladen zu werden – auch und gerade in Umgebungen, die er aufgrund ihres erhöhten Geräuschpegels meidet, wie z. B. Konzert oder Kino. Dort, wo es aus gesundheitlichen Gründen angezeigt ist, einen Hörschutz zu tragen, sollten Sie, wie auch Ihr Freund, dies tun. Um herauszufinden, wo es medizinisch angesagt ist, einen Hörschutz zu tragen (und wo nicht) kann ein einfacher Schallpegelmesser helfen, den Sie bei einem Hörgeräteakustiker erstehen können und der nach dem Ampelsystem funktioniert. Das grüne Licht zeigt Ihnen und Ihrem Freund, dass der Geräuschpegel der Umgebung unbedenklich ist, das gelbe Licht, dass Sie sich in einem Übergangsbereich befinden und das rote Licht, dass der Lärm gesundheitsschädigende Ausmaße erreicht hat. Diese „objektive" Messung kann Ihrem Freund dabei helfen, Alltagssituation wieder korrekt einzuschätzen.

3.2 Wie sieht eine Akutbehandlung bei Tinnitus aus?

Für Tinnitus-Betroffene stellt sich natürlich die Frage, wann ein Arzt aufzusuchen ist. Zuständiger Fachmann für das Hörsystem ist zunächst der HNO-Arzt, der am besten herausfinden kann, ob eine behandelbare Ursache vorliegt und der Ihnen nach der entsprechenden Diagnostik und Einholung von Zusatzuntersuchungen weiterer Kollegen einen Behandlungsvorschlag machen wird. Wir raten prinzipiell davon ab, die Anfangsdiagnostik und Therapie ohne Hinzuziehung eines HNO-Arztes zu machen! Er wird Ihnen auch die Auskunft geben, wenn Sie ihn nicht mehr brauchen und was Sie selbst tun können. Für Letzteres ist auch der vorliegende Ratgeber ein geeignetes Nachschlagwerk.

Andauernder Tinnitus muss ärztlich abgeklärt werden. In den wenigsten Fällen findet sich zwar eine heilbare Ursache für den Tinnitus, aber es kann so eine der sehr seltenen schwerwiegenden Ursachen ausgeschlossen werden. Manchmal finden sich Ohrerkrankungen oder Gefäßmissbildungen, die behandelt werden können oder müssen. Spätestens bei einer deutlichen Hörminderung ist zudem eine adäquate Hörgerätversorgung zwingend.

Die Behandlung des akuten Tinnitus bzw. der Hyperakusis zielt zunächst auf die Heilung der auslösenden Erkrankungen bzw. vorliegenden krankhaften Strukturen oder Verletzungen. Strukturen mit krankhaftem Einfluss können durch eine Behandlung teilweise gebessert werden. Wie bereits mehrfach betont, werden im akuten Stadium nicht der Tinnitus oder die Geräuschempfindlichkeit behandelt, sondern, nach entsprechender Diagnostik des HNO-Arztes, die vermuteten Auslöser.

3.2.1 Zur Wirksamkeit von Medikamenten und Hyperbarer Sauerstofftherapie (HBO)

Da die Mechanismen des Tinnitus bisher ungenügend geklärt sind, gibt es zurzeit auch keine kausale medikamentöse Therapie (vgl. Goebel, 2016; Goebel et al., 2016a, b). Tabelle 3 gibt eine Übersicht über Medikamente, deren Einsatz bei Tinnitus diskutiert wird. Zudem ist in der Tabelle vermerkt, wie aktuelle Behandlungsleitlinien den Effekt bzw. den Nutzen dieser Wirkstoffe einschätzen (AWMF, 2015; Goebel, Hesse & Mazurek, 2016a).

Tabelle 3: Medikamente, die bei Tinnitus diskutiert werden (AWMF, 2015)

Medikament	Wirkung
Abschwellende Therapie: Kortison	bei idiopathischem Tinnitus und Hörsturz; mäßiger Nutzen
Betahistin; Diuretika	bei Morbus Menière, Hydrops und Hörsturz; nur fraglicher Nutzen
Tocainid; Antiarhythmika	kein tinnitusspezifischer Effekt; erhebliche Nebenwirkungen
Carbamazepin	kein tinnitusspezifischer Effekt
Caroverin (Österreich: Spasmium; Tinnitin)	kein tinnitusspezifischer Effekt
Benzodiazepine	Alprazolam war in einer qualifizierten Studie effektiv; ansonsten kein tinnitusspezifischer Effekt; Tinnitus kann nach Absetzen analog einem Entzug schlimmer werden, deshalb ist vor dem Einsatz zu warnen
Antidepressiva	Kein tinnitusspezifischer Effekt
Ginkgo-Extrakte	kein tinnitusspezifischer Effekt
Nahrungsergänzungsmittel z.B. Sanosan (Coenzym Q10 etc.)	kein tinnitusspezifischer Effekt
Orthomol (Mix aus Vitaminen, Mineralstoffen bzw. Spurenelementen etc.)	kein tinnitusspezifischer Effekt
Magnesium	kein tinnitusspezifischer Effekt
Zink	kein tinnitusspezifischer Effekt; mäßiger Nutzen bei Zinkmangel
Antioxidantien	kein tinnitusspezifischer Effekt
Antidementivum (Axura; Wirkstoff Memantin; NMDA-Antagonist)	kein tinnitusspezifischer Effekt

Tabelle 3: Fortsetzung

Medikament	Wirkung
NST-001 (Wirkstoff: Gacyclidin; NMDA-Antagonist)	kein tinnitusspezifischer Effekt
Acamprosat, Caroverin (NMDA-Antagonist)	kein tinnitusspezifischer Effekt
Neramexane	kein tinnitusspezifischer Effekt
Lidocain Iontophorese	kein tinnitusspezifischer Effekt

Hyperbare Sauerstofftherapie (HBO). Der HBO wird in der S3-Leitlinie zur Behandlung des chronischen Tinnitus kein tinnitusspezifischer Effekt zugeschrieben (AWMF, 2015; Goebel, Hesse & Mazurek, 2016a).

3.2.2 Therapie beim Morbus Menière

Bei Morbus Menière sind im akuten Stadium Zäpfchen gegen Übelkeit (Vomex-Zäpfchen) symptomlindernd. Zur Prophylaxe wurde bis 2016 Betahistin (Aequamen, Vasomotal) verordnet. Eine 2014 abgeschlossene Doppelblindstudie zur Wirksamkeit dieses Vorgehens fiel allerdings enttäuschend aus (Adrion, Fischer, Wagner, Gürkov, Mansmann & Strupp, 2016). Bei therapieresistenten schweren Verläufen hilft eine *intratympanale Gentamicin-Instillation* (Injektion ins Mittelohr), um das Gleichgewichtsorgan zu zerstören und damit die Schwindelattacken zu beenden. Mit der sogenannten *Saccotomie* soll das Endolymphsystem entlastet werden, um damit im Idealfall die Entwicklung von Drucksteigerungen im Innenohr zu beenden. Zu guter Letzt können die Schwindelattacken mit der Durchtrennung des Gleichgewichtsnervs *(Vestibularisneurektomie)* beendet werden (Schaaf, 2013).

Es scheint, dass Druckschwankungen Einfluss auf den Menière-Anfall haben. Daraus abgeleitet gibt es verschiedene Versuche, durch „Trommelfellmassage“ oder durch ein Paukenröhrchen Druckwellen ins Mittelohr zu leiten. Ein Wirknachweis fehlt hier jedoch bisher.

3.2.3 Therapie des Akustikusneurinoms

Bei Vorliegen eines Akustikusneurinoms sollte in Absprache mit dem behandelnden HNO-Arzt über eine radiochirurgische oder operative Therapie nachgedacht werden. Ziel einer solchen Therapie ist primär die Funktionserhaltung der betroffenen Hirnnerven. Häufig bleibt als Nebeneffekt der Tinnitus jedoch bestehen. Ein Kontakt mit der Selbsthilfeorganisation *Vereinigung Akustikus Neurinom (VAN)* ist in diesen Fällen sehr zu empfehlen (vgl. Hilfreiche Adressen im Anhang).

3.3 Bausteine einer professionellen ambulanten Behandlung von Tinnitus und Hyperakusis

Ziel von Kapitel 3.3 und 3.4 ist es, Sie über Therapiemöglichkeiten aufzuklären, die Ihnen dabei helfen, Ihren Tinnitus bzw. Ihre Hyperakusis zu bewältigen. Weil ein wirksamer Therapieansatz an mehreren unterschiedlichen Punkten ansetzt, spricht man von einer multimodalen Therapie.

Für eine erfolgreiche Bewältigung von Tinnitus und Hyperakusis hat sich ein Behandlungskonzept bewährt, das auf *vier Säulen* beruht:

- der Informationsvermittlung mittels direktivem Counseling (vgl. Kapitel 3.3.1),
- Maßnahmen/Hilfestellungen zur Einstellungsänderung (vgl. Kapitel 3.3.2),
- der Einstellung auf Hörgeräte bzw. andere apparative Hilfen (vgl. Kapitel 3.3.3) sowie
- der Anleitung von Entspannungsverfahren (vgl. Kapitel 3.3.4).

3.3.1 Erste Säule: Informationsvermittlung

Der Haupthinderungsgrund für eine erfolgreiche Bewältigung sind falsche Informationen, die von vielen Seiten (einschließlich Internetforen) auf Sie einwirken. Diese betreffen sowohl die Ursachen als auch die Behandlungsmethoden; sowohl von somatischer als auch von psychologischer Seite.

Daher besteht eine unverzichtbare Säule der Therapie in der ausgewogenen Informationsvermittlung. Diese umfasst sowohl grundlegende Informationen über die Physiologie des Hörens als auch die Vermittlung von Erklärungsmodellen zur Tinnitus- bzw. Hyperakusisentstehung und -aufrechterhaltung sowie Informationen über die unterschiedlichen Behandlungsmöglichkeiten.

Die Vorgehensweise des *direktiven Counselings* bei Tinnitus und Hyperakusis lehnt sich an Therapiekonzepte medizinischer und verhaltenstherapeutischer Desensibilisierungsprogramme an. So wie das Immunsystem bei einer Hyposensibilisierung langsam verlernt, auf ein Allergen zu reagieren oder ein Angstpatient durch wiederholtes Ausgesetztsein der angstauslösenden Situation oder deren Imagination verlernt, beim Betreten eines Flugzeugs in Panik auszubrechen, sollen mithilfe des Counselings und durch kognitive Bewältigungsstrategien das Hörsystem und die mit ihr eng vernetzten Bereiche des autonomen und limbischen Systems „umtrainiert" werden. Der Patient soll lernen, den bisher als „Katastrophenalarm" aufgefassten Tinnitus als ungefährliches und unwichtiges Signal zu interpretieren und schließlich zu „überhören" (vgl. Kapitel 3.4.4). Ungünstige Befürchtungen sollen abgebaut (vgl. Kapitel 3.4.2) und der Betroffene motiviert werden, auch nicht im direkten Zusammenhang stehende psychische Belastungen zu reduzieren oder aufzuarbeiten. Die Erweiterung des rein somatischen und eindimensionalen Tinnitus- und Hyperakusismodells hin zu einem psychosomatischen mehrdimensionalen Modell (vgl. Abbildung 14, S. 61) und dessen Vermittlung ist für leicht bis mittelschwer Betroffene oft sehr hilfreich.

Dass es wichtig ist, bereits zu Beginn eines Tinnitus Angebote wahrzunehmen, die der Entwicklung eines Tinnitus-Teufelskreises (vgl. Kapitel 2.2.1) mit zunehmender Belastung entgegenwirken, konnte die Arbeitsgruppe der HNO-Klinik Homburg der Universitätsklinik des Saarlandes zeigen. Der Psychologe Roberto D'Amelio und der HNO-Arzt Wolfgang Delb haben zufallsverteilt Patienten mit Tinnitus durch akuten Hörsturz, noch während diese eine erste Infusion im Krankenhaus bekamen, eine psychologisch orientierte Hilfe in Form eines dreimaligen Counselings (eine Aufklärung über Tinnitus und den Einfluss psychischer Aspekte) verbunden mit dem Erlernen einer Kurzentspannung und einer Aufmerksamkeitslenkung angeboten, während andere Akut-Patienten nur die medizinische Behandlung bekamen. Es erstaunt nicht, dass es den Patienten, die zusätzlich ein Counseling erhalten hatten, bereits nach 10 Tagen deutlich besser ging als jenen, die „nur" medizinisch behandelt wurden (D'Amelio, Archonti, Falkai, Plinkert & Delb, 2003; Delb et al., 2004).

3.3.2 Zweite Säule: Einstellungsänderung

Eine erfolgreiche Gewöhnung an Tinnitus und Hyperakusis wird, neben den oben erwähnten fehlerhaften Informationen, vor allem durch negative Einstellungen gegenüber diesen Beschwerdebildern verhindert. Die zweite Säule der multimodalen Tinnitus-Behandlung zielt daher auf eine Änderung ungünstiger Einstellungen gegenüber dem Tinnitus bzw. der Hyperakusis. Diese Einstellungsänderung durch eine gute und professionelle Informationsvermittlung führt in der Folge zu einer *kognitiven Umstrukturierung*, also einer Bewertungsänderung.

Hierzu gehört auch eine Einstellungsänderung sich selbst gegenüber. Verschiedene Therapieansätze können Betroffenen dabei helfen, wieder selbstsicherer zu werden, aus der passiven Rolle herauszukommen und sowohl die spezifische Tinnitus-Bewältigung in Angriff zu nehmen, also quasi die eigene Beziehung zum Tinnitus zu verbessern, als auch die Förderung individueller Fertigkeiten, z. B. die Erhöhung von Selbstsicherheit bzw. sozialer Kompetenz, als weiteres Therapieziel anzugehen.

Fragen Sie diesbezüglich Ihren Psychotherapeuten oder Ihre Krankenkasse. Dieser zweite Therapieschritt, ist ein sehr wichtiger. Solange der Tinnitus und die Hyperakusis für Sie eine Bedrohung darstellen, ist es unmöglich, eine erfolgreiche Bewältigung zu erreichen. Aber nicht nur die Einstellungen zum Tinnitus sind zentral, auch andere Einstellungen, wie jene zu Stress und Belastungen gilt es zu überprüfen.

3.3.3 Dritte Säule: Hör- und apparative Therapie

Eine weitere Säule der multimodalen Tinnitus-Therapie stellt die *Geräuschtherapie* dar. Ziel einer Geräuschtherapie ist es, den auditiven Input zu erhöhen. Dies geschieht im einfachsten Fall über eine vermehrte Konfrontation mit natürlichen Umgebungsgeräuschen oder über den Einsatz von sogenannten *Rauschgeneratoren (Noiser)*, bis hin zur Versorgung durch ein *Hörgerät* bei Vorliegen einer Schwerhörigkeit.

Normalhörigkeit. Bei Betroffenen ohne Hörschwierigkeiten, kann zur Therapie des Tinnitus bzw. der Hyperakusis das Hören von Umgebungsgeräuschen über einen *Rauschgenerator* sinnvoll sein. Mittels Rauschgeneratoren lässt sich in vielen Fällen eine schnellere *Habituation* (Gewöhnung) erreichen. Einige ernstzunehmende Stimmen (Delb, D'Amelio, Boisten & Plinkert, 2002b; Haerkötter & Hiller, 2001) stellen dies allerdings in Frage bzw. empfehlen den Einsatz von Rauschgeneratoren (Noisern) nicht als alleinige Behandlungsmethode (vgl. Kapitel 3.4.4).

Die Lautstärke der generierten Geräusche sollte leiser sein als der Tinnitus, der Tinnitus sollte also noch leise wahrnehmbar sein (Teilmaskierung). Zusätzlich kann die Lautstärke vom Patienten selbst reguliert werden. Außengeräusche müssen weiterhin gut wahrnehmbar sein. Nach unserer Einschätzung sind Angaben zu Mindesttragezeiten ohne wissenschaftliche Begründung. Je nach Verlauf dürfte sich die Nutzung nach ein bis zwei Jahren erübrigen. Studien zur Unterstützung der Geräusch-Exposition mittels Counseling (vgl. Kapitel 3.3.1) belegen eine gute Wirksamkeit der Kombination beider Verfahren bei Hyperakusis innerhalb eines Jahres (Wölk & Seefeld, 1999).

Neben Rauschgeneratoren gibt es noch weitere wirksame Formen der Geräuschtherapie, u. a. plätschernde Zimmerbrunnen und Meeresrauschen oder Vogelgezwitscher in Form einer Audiodatei. Bei der Deutschen Tinnitus-Liga (DTL) kann zudem ein Spezialkissen erworben werden, in das zwei gepolsterte Lautsprecher eingebaut sind, sodass Sie auch nachts mittels eines anschließbaren Tonträgers (CD, MP3-Player etc.) entspannende Naturgeräusche oder beruhigende Musik hören und so Ihre Aufmerksamkeit in eine andere Richtung lenken können.

Geringe Schwerhörigkeit. Ein typisches Problem bei Hörminderungen ist, dass man umso mehr Innengeräusche wahrnimmt je weniger Außengeräusche man hören kann. Eindrucksvoll kann man das in einer schalltoten Kammer wahrnehmen. Hier wird praktisch künstlich eine „Hörminderung" erzeugt, indem alle Außengeräusche eliminiert werden. Dabei lenkt sich die Aufmerksamkeit derart auf die Ohren, dass in der Regel auch ein Tinnitus wahrgenommen wird.

Eine möglichst beidseitige Versorgung mit *Hörgeräten* ist bei quälenden Ohrgeräuschen daher fast schon zur Selbstverständlichkeit geworden. In besonderen Fällen kann ein *Tinnitus-Instrument* hilfreich sein, ein Hörgerät mit der Möglichkeit ein Rauschen hinzuzuschalten (analog einem Rauschgenerator). Der Kontakt zu anderen Betroffenen kann dabei helfen, Vorurteile gegenüber Hörgeräten abzubauen. Etwa jede zweite Person über 65 Jahren benötigt heute bereits ein Hörgerät. Es ist sinnvoll, eher „zu früh" als „zu spät" mit dem Tragen eines Hörgerätes zu beginnen (vgl. Abbildung 17).

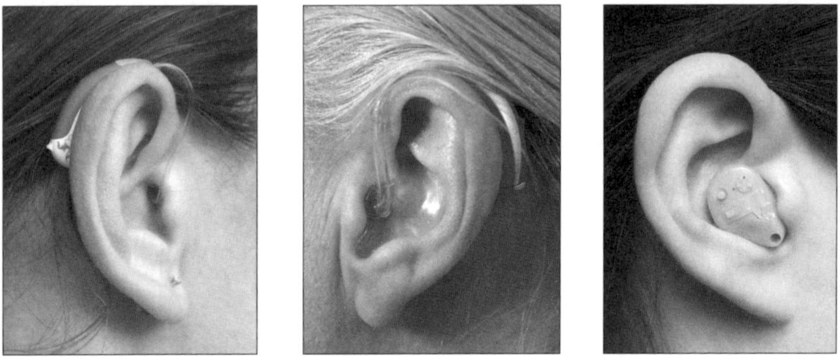

Abbildung 17: Verschiedene Formen von Hörgeräten – Hinter-dem-Ohr-Gerät (links), Hinter-dem-Ohr-Gerät mit Ohrpassstück (Mitte) und Im-Ohr-Gerät (rechts)

Die Anpassung der Hörgeräte erfolgt individuell und wird von einem Hörgeräteakustiker umgesetzt. Bei einer Teilschwerhörigkeit ist die offene Versorgung (in diesem Fall können zusätzlich auf „normalem" Weg Schallwellen zum Trommelfell gelangen), z. B. durch ein Hinter-dem Ohr-Gerät (vgl. Abbildung 17 links), zu bevorzugen, da ansonsten die eigene Stimme unter Umständen störend verstärkt wird (Okklusionseffekt). Diesen Effekt können Sie überprüfen: Sprechen Sie mit normaler Stimme und überprüfen Sie den Hörunterschied mit verschlossenem (Finger in die Ohren) und offenem Gehörgang. Sie werden bei verschlossenem Gehörgang bemerken, wie unangenehm und laut Ihre Stimme klingt.

Merke

Je früher sich das Gehirn wieder an gutes Hören gewöhnen kann, umso leichter und schneller stellt sich der Erfolg in Bezug auf eine Hörminderung ein und Sie bleiben bis ins hohe Alter kommunikativ.

3.3.4 Vierte Säule: Entspannungsverfahren

Schwerpunktmäßig werden Tinnitus-Betroffenen die von den Krankenkassen zugelassenen Entspannungsformen *Progressive Muskelentspannung* nach Jacobson (PME) und *Autogenes Training* empfohlen. Diese sind auch Bestandteil der Tinnitus-Bewältigungs-Therapie (vgl. Kapitel 3.4.3). Das Ziel einer angeleiteten Entspannung ist es, dass Sie Techniken kennenlernen, selbst einen entspannten Zustand herbeizuführen, die Sie später auch alleine praktizieren können. Die Wirksamkeit von Entspannungsverfahren ist vor allem auf eine Stressreduzierung zurückzuführen.

Sowohl bei der DTL als auch im Buchhandel gibt es viele Angebote an Entspannungs-CDs. Es ist sinnvoll, Entspannungsverfahren zunächst unter professioneller Anleitung zu erlernen. Häufig bieten Krankenkassen für ihre Mitglieder kostenlose Lerngruppen an. Der folgende Kasten beschreibt das Vorgehen bei einem Atemtraining.

Atemtraining bei Tinnitus und Hyperakusis (Thora & Goebel, 2006)

Setzen oder legen Sie sich entspannt hin und machen Sie das Geräusch gerade so laut, dass es etwas unangenehm für Sie ist. Die Betonung liegt hierbei auf etwas. Nicht tapferer sein, als es sein muss, das ist in diesem Fall sogar schädlich.

Natürlich ist Voraussetzung, dass keine gravierende Schwerhörigkeit vorliegt, um nicht Gefahr zu laufen, das Restgehör auch noch zu gefährden. Fragen Sie also im Zweifelsfall Ihren HNO-Arzt oder Hörgeräteakustiker.

Dann entspannen Sie sich mithilfe des Entspannungsverfahrens soweit, bis Ihnen dieses Geräusch nicht mehr zu laut vorkommt. Das kann je nach

Tagesform ganz unterschiedlich lange dauern, manchmal 5 Minuten, manchmal eine halbe Stunde.

Wenn das Geräusch Ihnen nicht mehr zu laut vorkommt, dann drehen Sie die Lautstärke etwas weiter auf, solange bis es gerade wieder etwas unangenehm wird.

Dann wieder aktiv entspannen und dann weiter die Lautstärke hochdrehen.

Die einzelne Trainingssitzung sollte zwischen 20 und 40 Minuten dauern, nicht länger und auch nicht öfters als zweimal am Tag.

Setzen Sie sich nicht unter Druck, Sie müssen sich nicht von Tag zu Tag steigern. Das ist unmöglich, da die Hyperakusis von Ihrem Grunderregungsniveau abhängt und das ist auch immer unterschiedlich. Fangen Sie bei jedem Training neu an; es geht nicht darum besser zu sein als gestern, es geht darum, dass das Gehirn lernt, über Entspannung immer größere Lautstärken zu tolerieren.

Entspannungsverfahren zielen auf eine Reduktion des häufig erhöhten Erregungsniveaus von Tinnitus-Patienten. Hierunter leiden vor allem die Schwerbetroffenen, bei denen entweder der Tinnitus bzw. die Hyperakusis ausschlaggebend waren oder äußere Belastungen, wie Stress oder Konflikte zu einem Anstieg führten. Ein erhöhtes Erregungsniveau ist letztendlich für die subjektive Belastung durch den Tinnitus oder die Hyperakusis mitverantwortlich. Daher ist es wichtig, dieses Niveau wieder zu senken.

3.4 Welche weiteren Therapieverfahren gibt es?

Nach jüngeren Forschungsergebnissen steht fest: Neuroplastische Veränderungen sind reversibel, d. h., was sich einmal entwickelt hat, kann wieder zurückgebildet werden. Daher können auch Behandlungen ohne Medikamente oder chirurgische Eingriffe die Beschwerden neuroplastischer Veränderungen wie Tinnitus lindern. Dieses Rücktrainieren nennt man „Neuromodulation". Beim Tinnitus gelingt dies gut über akustische Stimulationen z. B. durch

Hörgeräte, Rauschgeräte oder elektrische Stimulationen. Aber auch andere Therapiemaßnahmen werden bei Tinnitus wirksam eingesetzt. Einen Überblick finden Sie in diesem Kapitel.

3.4.1 Biofeedback und Neurofeedback

Die Methoden Biofeedback und Neurofeedback haben sich bei der Behandlung von Tinnitus als effektiv erwiesen. Beim *Biofeedback* werden vegetative Parameter wie Hautwiderstand, Puls und Blutdruck sowie Muskelanspannung (z. B. im Stirn- oder Nackenbereich) für den Betroffenen einsehbar gemessen. Durch diese unmittelbare Rückmeldung wird dem Betroffenen vermittelt, dass die Parameter sich stressabhängig verändern und sie mittels Aufmerksamkeit und Entspannung positiv beeinflusst werden können. Biofeedback-Übungen sind wichtige Motivationselemente zum Verstehen und Erleben von Entspannungseffekten. Sie sind als edukatives und übendes Element idealerweise in die Tinnitus-Behandlung integriert (Weise, Heinecke & Rief, 2008). Vor allem für Patienten mit muskulären Verspannungen, die bei gängigen Entspannungsverfahren Schwierigkeiten haben, stellt das Biofeedback eine hilfreiche Therapieergänzung dar. Ebenso profitieren Patienten, die den Einfluss psychischer und/oder physischer Aspekte auf die Belastung durch den Tinnitus unterschätzen vom Biofeedback. Sie erfahren bei der Biofeedbacksitzung, wie physiologische Prozesse durch psychische Einflüsse modulierbar sind. Mittels sehr konkreter Veranschaulichungen, dem Aufzeigen psychosomatischer Zusammenhänge und damit einhergehend der Förderung der Introspektionsfähigkeit (d. h. die Fähigkeit zur Selbstwahrnehmung) wird die Selbstwirksamkeitserwartung und schlussendlich die Motivation zu Entspannen gefördert. Es hat sich gezeigt, dass dieses Verfahren unter fachlicher Anleitung etwas besser wirksam ist, als ein Entspannungsverfahren ohne apparative Unterstützung.

Neurofeedback hat das spezielle Ziel mittels EEG (Methode zur Messung elektrischer Aktivität des Gehirns) ungünstige Hirnwellenintensitäten (Alpha-Wellen, Theta-Wellen etc.) in günstigere Bereiche zu steuern. Dies erfolgt in mehreren Sitzungen, in denen die Betroffenen lernen „fehlerhafte" Gehirnaktivität stückweise selbst zu regulieren. Wegen der kostenintensiven Geräte wird im stationären Setting allerdings bevorzugt Biofeedback angeboten.

3.4.2 Kognitive Verhaltenstherapie (KVT)

Oft ist es im Einzelfall schwierig zu entscheiden, ob die Bewältigungsanstrengungen vorrangig auf die Tinnitus-Problematik ausgerichtet werden sollten, ob die somatischen Probleme wie Hörminderung und/oder Geräuschempfindlichkeit (Hyperakusis) zunächst fokussiert werden oder insbesondere die psychischen Störungen im Mittelpunkt der Therapie stehen sollten. Nach einer Metaanalyse des Cochrane-Instituts ist die kognitive Verhaltenstherapie die „Therapie der Wahl" beim chronischen Tinnitus (Martinez-Devesa, Perera, Theodoulou & Waddel, 2010; Hesser, Weise, Westin & Andersson, 2010; Goebel, Hesse & Mazurek, 2016b). Hauptziel der kognitiven Verhaltenstherapie ist die Reduktion der negativen Tinnitus-Wahrnehmung sowie die Erarbeitung einer positiveren Einstellung (Reframing) zum Tinnitus. Dadurch wird es zunehmend ermöglicht, den Tinnitus zu ignorieren und schließlich zu „vergessen" (Goebel, 2003).

3.4.3 Tinnitus-Bewältigungs-Therapie (TBT)

Die Tinnitus-Bewältigungs-Therapie (TBT) ist ein evidenzbasiertes Therapiekonzept für Patienten mit quälenden chronischen Ohrgeräuschen, dass sich als sehr effektive Vorgehensweise beim chronischen Tinnitus erwiesen hat (Wise, Rief & Goebel, 1998). TBT ist eine psychologisch geleitete Beratung, die im Wesentlichen durch Elemente der Kognitiven Verhaltenstherapie wirkt. TBT zielt auf die Verbesserung oder Beseitigung der seelischen Belastung durch Tinnitus und Hyperakusis. Durch die Analyse des krankheitsbedingten Vermeidungsverhaltens, der Fehlkognitionen und der damit zusammenhängenden Zukunftsängste kann eine Neuorientierung von Denken, Fühlen und Handeln erreicht werden. Durch ein daraus resultierendes Umlernen und erfahrungsorientierter Einstellungsänderung lässt sich in den meisten Fällen eine Abkehr der Tinnitusbeachtung (Aufmerksamkeitslenkung) und damit eine weitgehende Wiederherstellung oder zumindest deutliche Verbesserung der Lebensqualität erreichen.

In leichten Fällen können bereits ein bis zwei Einzelsitzungen zum Erfolg führen. Als sinnvoll hat sich die Teilnahme an strukturierten Gruppen-Therapieprogrammen erwiesen, die 6 bis 10 Sitzungen umfassen. In den Sitzungen geht es vor allem um

- die Vermittlung von Strategien und Techniken der Stressbewältigung bzw. -reduktion (z. B. Verbesserung von Gelassenheit und Bewusstheit, Fertigkeitentraining),
- die Durchführung von Expositionen (Konfrontationstherapie),
- das Coaching bei allgemeinen Problemen der Lebensführung sowie bei Probleme der beruflichen und persönlichen Entwicklung,
- die Vermittlung von Entspannungstechniken (Progressive Muskelentspannung, Autogenes Training) und Hypnose
- das Erlernen von Techniken der Aufmerksamkeitslenkung.

3.4.4 Tinnitus-Retraining-Therapie (TRT)

Die Kombination von (aktivem) Counseling mit einer (passiven) apparativen Therapie (Hörgerät oder Rauschgenerator) hat sich seit knapp 15 Jahren unter der Bezeichnung *Tinnitus-Retraining-Therapie (TRT)* verbreitet. Tinnitus wird in hierbei als ein Problem der Wahrnehmung und weniger als ein Problem der peripheren Hörbahn verstanden. Dieses Verständnis gibt Audiologen bzw. HNO-Ärzten, Psychotherapeuten und Hörgeräteakustikern gleichermaßen die Möglichkeit, dem Betroffenen die Vielschichtigkeit seines Tinnitus aufzuzeigen. Neu ist die Untermauerung dieses Modells durch die eingangs skizzierten Erkenntnisse, dass Tinnitus, ähnlich dem Phantomschmerz, im Wesentlichen auch durch die Folgen neuroplastischer Prozesse zentraler Hörbahnbereiche, Überaktivitäten zentraler Kerne der Hörbahn oder synchronen Fehlverschaltungen zentraler Hirnareale erklärt werden kann.

Die Tinnitus-Retraining-Therapie (TRT) ist eine Form der akustischen Ablenkungs-Behandlung. In Deutschland wird als Steigerung der von Jastreboff und Hazell (2008) entwickelten angloamerikanischen Version (bei der der Schwerpunkt auf akustischer Therapie liegt und das Counseling durch Audiologen durchgeführt wird) eine Anreicherung der TRT um Elemente der kognitiven Verhaltenstherapie (Counseling und Therapie durch Fachärzte für Psychotherapie bzw. approbierte Psychotherapeuten) praktiziert (ADANO, 1998; Goebel, Hesse & Mazurek, 2016b).

Ziel ist zunächst die Beseitigung der emotionalen Auswirkungen des Tinnitus-Geräusches, da hierin die höchste Wahrscheinlichkeit für eine Verringerung bzw. Beendigung der Wahrnehmung des Tinnitus besteht. Das *Retraining* beginnt daher mit der Information darüber, dass Tinnitus keine Krankheit des Ohres ist, sondern eine Fehlverarbeitung von Hörimpulsen im Gehirn. Die Ablenkung des Unterbewusstseins von der Wahrnehmung der lästigen Ohrgeräusche ist zentraler Bestandteil der Therapie. Dem Verfahren liegt die Annahme zugrunde, dass der Mensch auf ein unbekanntes Geräusch zunächst mit erhöhter Aufmerksamkeit reagiert. Tinnitus ist zu Beginn immer auch ein Warnsignal. Dadurch kommt es manchmal zu einer Stressreaktion, die sich verselbstständigen und so den Tinnitus verschlimmern kann. Wird dieser Prozess nicht durchbrochen, kann das zu allgemeiner Erschöpfung führen. Manchmal führt auch ein Hinweis, dass wir uns körperlich oder seelisch übernommen haben, zum besseren Verständnis darüber, warum gerade jetzt der Tinnitus nicht mehr in den Griff zu kriegen ist. Im Einzelfall sollten mit psychotherapeutischer Unterstützung solche Ursachen gesucht und an einer Veränderung der Ursachen bzw. des Verhaltens gearbeitet werden.

Die Interventionen erfolgen in individuell gestalteten Intervallen über Zeiträume bis zu zwei Jahren; in Deutschland auch in Blocks und in Gruppen unter Einbezug des HNO-Arztes, eines approbierten Psychotherapeuten und unter Mitarbeit des Hörgeräteakustikers (ADANO, 1998, Delb et al., 2002a, 2002b).

Man kann bewusst die Entscheidung treffen, wen oder was man hören bzw. wahrnehmen möchte. Bezogen auf Tinnitus ist wichtig zu wissen, dass Sie zwar nicht die Entscheidung darüber treffen, was Sie *nicht hören* wollen, aber Sie treffen die Entscheidung darüber, was Sie *hören* wollen. Das, was man hören will und dem man folglich seine Aufmerksamkeit widmet, wird im Gehirn verstärkt. Das Ohr nimmt erst einmal alles auf. Die Prozesse, die im Gehirn ablaufen, entscheiden dann darüber, was bis zur letzten Stufe der Wahrnehmung vordringt. Ziel ist es, die Aufmerksamkeit wieder den bedeutenden Dingen im Leben zuzuwenden, anstatt dem unwichtigen Tinnitus. Das akustische System soll wieder auf eine normale, nicht auf Ohrgeräusche fixierte Wahrnehmung zurücktrainiert werden.

Merke

Treffen Sie bewusst die Entscheidung, was Sie hören wollen. Dem, was man hören will, widmet man seine Aufmerksamkeit und dieser Höreindruck wird dann im Gehirn verstärkt (Aufmerksamkeitslenkung).

Um das Hörsystem in diese Richtung zu stimulieren, muss es zunehmend an äußere Höreindrücke gewöhnt werden, die gedankliche Fixierung auf das Ohrgeräusch muss durchbrochen werden. Hierzu dient der Rat, Stille zu meiden. In vielen Fällen muss Ihnen deutlich werden, dass auch die natürliche Umgebung keine absolute Stille bedeutet. Ein „In-sich-hinein-hören", ob der Tinnitus noch da ist, sollte vollständig unterlassen werden. Die Vermittlung dieser Zusammenhänge ist die entscheidende Grundlage der Therapie und unabdingbare Voraussetzung für den Erfolg.

Die weiteren Maßnahmen können nur erfolgreich eingesetzt werden, wenn Sie diese Grundlagen der Tinnitus-Wahrnehmung, der subjektiven Beeinträchtigung und die Möglichkeiten der Kompensation durch Aktivierung der zentralen Filter unseres Hörsystems nachvollziehen können. Sowohl der behandelnde Therapeut, als auch Sie sollten die Wahl der Therapien im Hinblick auf Linderung der Begleitstörungen, nicht auf eine Beseitigung des Tinnitus treffen. Ein solches Vorgehen verspricht die besten Erfolgschancen den Tinnitus tatsächlich loszuwerden. Bei andauernden Ohrgeräusche ist das oberste Therapieziel, dem Tinnitus keine Aufmerksamkeit zu schenken und zu lernen, ihn zu überhören. Sie sollten sich dafür Zeit nehmen und Geduld aufbringen.

3.4.5 Hypnotherapie

Hypnotherapie ist eine besondere Form des psychologischen Zugangs zum Patienten. Nach dem Kennenlernen des Patienten und dem Herausarbeiten von dessen Interessen oder Lieblingsaktivitäten, werden diese zusammen mit dem Tinnitus unter Hypnose in eine Geschichte verpackt, bei der der Tinnitus bzw. die Hyperakusis in eine angenehme und angstfreie Umgebung eingebettet ist. Ziel ist ein „Reframing" des Tinnitus bzw. der Hyperakusis. Zu dieser Psychotherapieform gibt es ein empfehlenswertes Buch für Laien von Ross (2006) mit Selbstinstruktionen. Die CD „Regulationstraining bei Tinnitus" von Svoboda und Stein (2008) enthält eine empfehlenswerte hypnotherapeutisch geleitete Übung in Form einer 30-minütigen „Entspannungsreise" („Reise durch das Ich").

3.4.6 Musiktherapie

„Aktive" Musiktherapie. Zur Wirksamkeit von Musiktherapie bei Tinnitus und zur Entspannung gibt es eindrucksvolle Studien (Cramer, 2002). Vor allem die „aktive" Musiktherapie durch einen ausgebildeten Musiktherapeuten greift die Möglichkeit auf, einerseits entspannend auf das emotionale System einzuwirken und über diese Entspannung positiv auf den Tinnitus zu wirken sowie andererseits die Möglichkeit, im Verbund mit den selbst erzeugten Klängen bzw. durch Gesang dem Tinnitus eine angenehmere „Akustik" zu verschaffen. In Verbindung mit der Vermittlung eines psychosomatischen mehrdimensionalen Tinnitus-Modells und einem endängstigendem Counseling gelingt eine nachweisliche Abnahme des aversiven Charakters des Tinnitus.

Notch-Therapie mit „passiver" Musik. Eine positive Wirkung von speziell modifizierter Musik (Tailor-Made Notched Music-Therapie (TMNMT); Pantev et al., 2014), bei der dem Betroffenen Musik präsentiert wird, die von den Tonhöhen seines Tinnitus befreit ist, lässt sich nicht überzeugend nachweisen (Stein et al., 2016; Hesse & Goebel, 2017; Goebel & Hesse, 2018).

3.4.7 Therapiemöglichkeiten des somatosensorischen Tinnitus

Bei *zervikogenen Anteilen* (Muskelverspannungen im Schulter- und Nackenbereich) sind krankengymnastische Behandlungen (u. a. auch kraniosakrale Therapieelemente) eine Möglichkeit, die Tinnitusmodulation abzuschwächen. Ebenso kann ein Kissen mit Nackenstütze nachts helfen, Verspannungen zu lindern. Bei bestehender Vorbelastung ist Krankengymnastik einer manuellen Therapie, bei der die Halswirbelsäule unter Umständen zu stark beansprucht wird, vorzuziehen.

Bei *stomatognathogenen Anteilen* raten wir zum Aufsuchen eines Zahnarztes oder Kieferorthopäden, der untersuchen kann, ob Ihre Zähne richtig aufeinander stehen. Mittels einer zahnärztlichen Behandlung kann eine Normalisierung einer Fehlstellung erreicht werden, was im optimalen Fall zu einer Reduktion des Zähnepressens (Bruxismus) führt und sich dadurch auch positiv auf die Tinnitusmodulation auswirken kann. Zurückhaltung ist vor einer pauschalen Anpassung einer Knirscherschiene geboten. Auch für Bruxismus und Pressen gibt es spezielle Entspannungstechniken und Krankengymnastik, die zu bevorzugen sind.

Um einem möglichen Einfluss von Verspannungen der Muskulatur, der Faszien oder von Gelenkgefügestörungen zu begegnen, werden nach entsprechender Diagnostik solcher Einflussfaktoren *chirotherapeutische Interventionen* angeboten. Durch sie kann, bei entsprechendem Befund, auch das Ohrgeräusch wieder beseitigt werden.

Vor allem dann, wenn sich die Ohrgeräusche durch Be- und Entlastung der Halswirbelsäule oder der Kieferkaumuskulatur modulieren lassen, ist es zudem möglich durch eine gezielte *krankengymnastische Behandlung* oder das Erlernen und Ausüben von Qigong (Biesinger et al., 2010) eine Verbesserung zu erzielen. Besonders bewährt hat sich in diesem Zusammenhang die manuelle Therapie. Durch sanfte Massage werden die verspannten Muskel- oder Gelenkpartien Bruchteile von Sekunden voneinander getrennt, wodurch störende Nervenimpulse – ausgehend von dem behandelten Gelenk zum Gehirn – gemindert werden oder sogar ganz verschwinden.

Bezüglich *Akupunktur* haben Studien gezeigt, dass diese nicht unmittelbar den Tinnitus beeinflusst, sondern über Entspannung, eine Verbesserung der Schlafhygiene und andere unbekannte Faktoren die Verarbeitung des Tinnitus beeinflussen kann (Kim, Choi, Lee, Choi, Lee & Ernst, 2012).

3.4.8 Therapiemöglichkeiten des objektiven Tinnitus

Bei einem objektiven Tinnitus liegt immer eine primäre körperliche Fehlfunktion vor, deren Beseitigung in der Regel auch den Tinnitus behebt. Wenn die Geräuschquelle gefunden ist, kann überlegt werden, ob die Ursache beseitigt werden und damit wieder Ruhe im Kopf einkehren kann. Es sollte aber

Zurückhaltung geübt werden und nur der medizinische Befund gewichtet werden. Bei einer gefährlichen Verengung der Halsschlagader oder einem wachsenden Meningeom, kann eine Operation durchaus indiziert sein. Das Ziel, die Geräuschquelle nur wegen des störenden Geräusches zu beseitigen, ist aber sehr zurückhaltend zu verfolgen, insbesondere wenn der dafür erforderliche Einsatz nicht ungefährlich ist. Leider werden Patienten manchmal aus ehrgeizigen Motiven des Arztes zu gefährlichen Eingriffen überredet, die, wenn sie misslingen, unter Umständen zu noch größerem Schaden führen.

3.4.9 Behandlung der chronischen Hyperakusis

Wie beim Tinnitus beginnt auch die Therapie der Hyperakusis mit der Information darüber, dass Hyperakusis im chronischen Stadium nur wenig mit dem Ohr zu tun hat, sondern primär mit der Weiterverarbeitung von Hörimpulsen im Gehirn.

Wenn eine „echte“ Hyperakusis vorliegt, dann sollte man diese systematisch abtrainieren. Auch hier ist es, wie beim Tinnitus, von großer Wichtigkeit, bereits ganz am Beginn etwas zu unternehmen, um die Entwicklung eines Teufelskreises mit zunehmender Belastung durch die Hyperakusis zu verhindern. Zur Hyperakusis-Reduktion kann man eine Technik anwenden, die in der Psychotherapie als „Systematische Desensibilisierung“ bezeichnet wird. Sie basiert auf dem Grundsatz, dass Angst (vegetative Übererregung) und Entspannung nicht gleichzeitig vorhanden sein können. Zunächst wird dazu ein Entspannungsverfahren erlernt. Dazu bieten sich z. B. ein Atemtraining, Yoga oder andere Formen der Aufmerksamkeitslenkung an, da diese bei regelmäßiger Anwendung einfach zu erlernen sind. Gleichzeitig setzt sich der Betroffene im Sinne der Expositionsmethode immer wieder bewusst Geräuschen aus. Dabei gewöhnen sich die Hirnstrukturen stufenweise wieder an normale Umweltgeräusche und die Empfindlichkeit wird wieder auf ein normales Maß reduziert.

Wichtig für eine erfolgreiche Therapie der Hyperakusis ist zudem sich immer wieder klarzumachen, dass Sie Ihre Ohren nicht weiter schädigen können, wenn sie sich normalen Umweltgeräuschen aussetzen.

3.4.10 Was kann ich von einer Behandlung des Tinnitus bzw. der Hyperakusis erwarten?

Sowohl bei Tinnitus als auch bei Hyperakusis dauert die Entwicklung hin zur Akzeptanz und später zum „Vergessen" des Tinnitus bzw. der Hyperakusis in der Regel mehrere Monate. Geben Sie daher nicht frühzeitig auf. Der Effekt stellt sich irgendwann ein, man muss nur dranbleiben.

Die verbesserte Wirksamkeit der Tinnitus-Therapie durch Hinzunahme psychotherapeutischer Maßnahmen. Die in den letzten 20 Jahren zunehmend eingesetzte Forschung zu psychotherapeutischen Maßnahmen bei Patienten mit quälendem Tinnitus und die damit einhergehende Entwicklung psychotherapeutischer Standards hat zu eindrucksvollen Belegen der Wirksamkeit psychotherapeutischer Interventionen geführt. Für die früher als nur wenig beeinflussbar geltende Störung stehen damit heute äußerst effiziente Therapien zur Verfügung.

Stationäre vs. ambulante Behandlung. Vergleichende Arbeiten zeigen, dass die Behandlung in Kliniken *(stationär)* im Hinblick auf Effizienz wie auch auf den Umfang des Behandlungsspektrums vor allem für Patienten mit einer schweren und sehr schweren psychischen Belastung geeignet und sinnvoll sind (Goebel & Hiller, 1998). Dagegen profitieren Patienten mit niedrigerer psychischer Belastung von einer ambulanten Therapie in vergleichbarer Weise. Eine stationäre Behandlung dürfte nach einer Prävalenzstudie der DTL (Pilgramm et al., 1999) für 17 % der von chronischem Tinnitus-Betroffenen hilfreich sein. In diesen Fällen besteht wegen einem praktisch unüberdeckbaren Tinnitus nicht nur eine unerträgliche Einschränkung der Lebensqualität und Leistungsfähigkeit der Betroffenen, sondern auch eine erhöhte Morbidität, da oftmals zeitgleich vielfältige psychische Störungen, wie schwere Angststörungen, Depressionen schwerer Ausprägung, ausgeprägte Somatisierungsstörungen, Hypochondrie, Zwangsstörungen, Persönlichkeitsstörungen usw. vorliegen. Nach Kenntnissen der DTL wurden im Jahr 2011 etwa 15.000 Patienten wegen eines komplexen/dekompensierten Tinnitus stationär behandelt. Hinzu kommt eine Anzahl von Patienten, die in von der DTL unabhängigen Kliniken sowie in universitären und psychiatrischen Krankenhäusern behandelt wurden, über die der DTL keine Daten vorliegen. Besonders bei einem schweren bis schwerstgradigen Leidensausmaß ist ein *multimodaler stationärer verhaltensmedizinischer Therapieansatz* indiziert und seine Effizienz auch über einen Zeitraum von bis zu 15 Jahren belegt (Goebel et al., 2006).

3.4.11 Überblick über die Therapieansätze

Einen Überblick über den Stand der Forschung zum Tinnitus wie auch zur Diagnostik und zu Behandlungsmöglichkeiten bietet die seit Februar 2015 vorliegende Leitlinie „Chronischer Tinnitus" der Arbeitsgemeinschaft der Wissenschaftlichen Medizinischen Fachgesellschaften, an denen alle relevanten Berufsgruppen und Fachgesellschaften mitgearbeitet haben (AWMF, 2015). Tabelle 4 fasst die verschiedenen Behandlungsansätze zusammen und vergleicht sie bezüglich ihrer Wirksamkeit.

Tabelle 4: Wertung verschiedener Behandlungsansätze (ohne Anspruch auf Vollständigkeit)

Therapieansätze		Studien zur Wirksamkeit
Elektromagnetische Therapieansätze	Repetitive Transkranielle Magnetstimulation (rTMS)	Die Studien zur repetitiven transkraniellen Magnetstimulation zur Behandlung des chronischen Tinnitus weisen bisher sehr kleine Fallzahlen auf (Plewnia et al., 2012). In einer Studie zur Magnetstimulation über das Hirnareal mit der individuell höchsten tinnitusbezogenen Rindenaktivität zeigte sich ein kleiner wechselnder Effekt der bis zu 2 Wochen anhielt. Der betriebene Aufwand in der Studie war enorm, die Wirkung war vergleichsweise gering, nur von kurzer Dauer und nur bei manchen Probanden nachweisbar (Plewnia et al., 2012).
	Pulsierende Signal Therapie (PST)	Es konnte kein spezifischer Effekt nachgewiesen werden. Wird in Deutschland nicht mehr angeboten.
	Magnetfeld Therapie	Kein spezifischer Effekt nachgewiesen.
	Transdermale Elektrostimulation des Mastoiden	Es zeigte sich nur ein geringer Nutzen für die elektrische Stimulation über dem Mastoid; wird daher als Therapie nicht mehr angeboten.

Tabelle 4: Fortsetzung

Therapieansätze		Studien zur Wirksamkeit
Psycho-logische Therapie-ansätze	Psychotherapie	Verhaltenstherapeutische Verfahren zeigen eine deutlich bessere Wirkung als alle medikamentösen Behandlungen oder reine Entspannungstherapien. Nach einem Review des *Cochrane-Instituts* von 2007 gilt die Wirksamkeit aufgrund der kontrollierten deutschen Studien von Kröner-Herwig et al. (1995) und Delb, D'Amelio, Archonti & Schonecke (2002a) als belegt.
	Tinnitus-Retraining-Therapie (TRT)	Vgl. Kapitel 3.4.4
	Tinnitus-Bewältigungs-Therapie (TBT)	Vgl. Kapitel 3.4.3
	Hypnotherapie	Kein spezifischer Effekt nachgewiesen. Anerkannte Psychotherapieform.
	Biofeedback; Neurofeedback	Vgl. Kapitel 3.4.1. Als Einzelintervention ist die Wirksamkeit vergleichbar mit der TBT (Brenz, 2008).
	Aktive Musiktherapie	Vgl. Kapitel 3.4.6
Operative Therapie-ansätze	Cochlea-Implantat (CI)	Operatives Verfahren bei an Taubheit grenzender Innenohrschwerhörigkeit. Nachgewiesener Nutzen bei sehr schwerem Tinnitus (Entscheidung muss HNO-Arzt treffen).
	Vagusnerv-stimulation (VNS)	Bisher liegen nur Ergebnisse einer Pilotstudie vor, die Methode befindet sich noch im Experimentalstadium.
Alternative Therapie-ansätze	Akupunktur	Kein nachweisbarer Nutzen. Je seriöser und qualitativ hochwertiger die Methodik der Studien, umso schlechter schneidet Akupunktur ab (Kim et al., 2012).
	Ohrkerzen	Kein spezifischer Effekt nachgewiesen.

Tabelle 4: Fortsetzung

Therapieansätze		Studien zur Wirksamkeit
Psychoakustische Therapieansätze	Rauschgenerator (RG); Tinnitusgerät	Die Anfangseuphorie hat sich gelegt. Sinnvoll bei beidseitig sehr quälendem Tinnitus mit Normalhörigkeit und bei Hyperakusis (vgl. Kapitel 3.3.3).
	Tinnitus-Instrument (Kombination aus Hörgerät und Rauschgenerator)	Vgl. Kapitel 3.3.3
	Hörgeräte	Vgl. Kapitel 3.3.3
	Soft-Laser	Laut S3-Leitlinie kein signifikanter Effekt in Studien nachgewiesen (AWMF, 2015).
	Akustische CR-Neuromodulation (ANM)	Bisher liegen nur Ergebnisse einer Studie mit einer kleinen Probandenanzahl vor. Zum gegebenen Zeitpunkt ist noch eine abwartende Haltung angezeigt, zumal die Behandlung sehr teuer ist und die Versicherung sie nicht erstattet.
	Tomatis Klangtherapie	Kein spezifischer Effekt nachgewiesen. Wird in Deutschland kaum noch angeboten.
	Tailor-Made Notched Music-Therapie (TMNMT)	Für „Tinnicur®“, ein Vorgehen, welches bereits in den 1980er Jahren entwickelt wurde, ließen sich keine wissenschaftlichen Belege hinsichtlich der Wirksamkeit finden (Goebel & Hesse, 2018). Für den Ansatz nach Pantev (Notch-Therapie) (Stein et al., 2016) gibt es keine positiven Ergebnisse einer prospektiven kontrollierten Studie bei normalhörigen Patienten mit tonalem Tinnitus (vgl. Kapitel 3.4.6).

Tabelle 4: Fortsetzung

Therapieansätze		Studien zur Wirksamkeit
Meditativ-Physikalische Therapieansätze	Qigong; Feldenkrais; Yoga; Atemtherapie nach Holl	Nach einer Vergleichsstudie von Biesinger und Kollegen (2010) ist der Effekt von Qigong einer reinen Krankengymnastik überlegen. Nach einer Vergleichsstudie von Kreuzer und Kollegen (2012) ist die Atemtherapie nach Holl bei Tinnitus effektiv.
	Manuelle Therapie, kraniosakrale Therapie	Bei zervikogenen und stomatognathogenen Tinnitus-Anteilen sinnvoll (vgl. Kapitel 3.4.7).

4 Fallbeispiele

4.1 Tinnitus

Bei einem 45-jährigen Bauunternehmer ist seit vielen Jahren eine vermutlich lärmbedingte Hochtoninnenohrschwerhörigkeit bekannt. Im Zusammenhang mit einer schweren Erkrankung der Ehefrau tritt erstmals ein hochfrequenter beidseitiger Tinnitus auf. Sämtliche HNO-fachärztlichen Behandlungen sind bis auf den Nachweis des bekannten Innenohrschadens (Hochtoninnenohrschwerhörigkeit) unauffällig, die üblichen Behandlungsmaßnahmen bleiben ohne wesentlichen Erfolg. Im Tinnitus-Fragebogen (Goebel & Hiller, 1998) ergibt sich ein Gesamtscore von 52 mit deutlich erhöhter Subskala emotionale Belastung, Penetranz des Tinnitus, Hörprobleme und Schlafstörungen. Bei den audiometrischen Messungen mit Tinnitus-Analyse (Bestimmung der Tinnitus-Lautstärke und -frequenz mit Vergleichstönen) und Erfassung der Geräuschüberempfindlichkeit (überschwellige Messungen) inklusive Mini-Hyperakusis-Fragebogen nach Goebel (Mini-HQ9), ergibt sich eine schwergradige Hyperakusis (Mini-HQ9-Score: 20 Punkte). Vom Facharzt für Psychosomatik wird eine bisher nicht behandelte Depression diagnostiziert.

Aufgrund der erheblich emotional/affektiv betonten Konstellation des komplexen chronischen Tinnitus wird neben einem Tinnitus-Counseling zunächst der Behandlungsschwerpunkt auf die Depression gelegt (Einleiten einer Psychopharmakotherapie und Psychotherapie der Depression). Bereits nach wenigen Wochen kommt es zu einer deutlichen Abnahme der Belastung durch den Tinnitus, auf die Tinnitus-Bewältigungs-Therapie (TBT) kann verzichtet werden, zumal der Patient erkannt hat, dass das Auftreten des Tinnitus deutlich mit der Entwicklung einer akuten Depression zusammenhängt. Die Psychopharmakotherapie wird zur Vorbeugung zunächst fortgesetzt und es wird eine ambulante Psychotherapie von 40 Stunden angeschlossen.

Nach der Genesung der Ehefrau klingt die Depression völlig ab, die Lautstärke des Tinnitus ist bei der Tinnitus-Analyse unverändert, die Geräuschempfindlichkeit nicht mehr nachweisbar (Mini-HQ9-Score: 2 Punkte). Subjektiv ist der Tinnitus mit einem Gesamtscore im Tinnitus-Fragebogen von 5 Punkten wieder aus der Beachtung des Patienten verschwunden. Die berufliche Tätigkeit wird – abgesehen von einigen eigentlich schon längst fälligen Abstrichen – wieder aufgenommen.

4.2 Hyperakusis

Christiane P., Patientin in einer psychosomatischen Klinik, reagiert panisch auf Geräusche: Hundegebell, das Klingeln des Handys, Hupen der Autos, der tropfende Wasserhahn und quietschende Straßenbahnen sind für sie wie eine Folter. Früher spielte sie Klavier und Geige, jetzt musste sie ihr Musikstudium abbrechen, verlässt kaum noch die Wohnung, und wenn, dann nur mit Hörschutz. Sie hat ihr Porzellangeschirr und Metallbesteck gegen Campingteller und Plastikbesteck ausgetauscht. Selbst das Entzünden eines Streichholzes bereitet ihr Probleme und sie würde ihren Gasherd am liebsten gegen einen Elektroherd austauschen. Telefon und Haustürklingel hat sie abgestellt. Aufgrund ihres sozialen Rückzugs ist sie verzweifelt und vereinsamt.

Die Patientin erfuhr in der Eingangsberatung von den Zusammenhängen ihrer Hyperakusis mit ihren verschiedenen Ängsten (Angst vor ihrem strengen und ehrgeizigen Elternhaus; Angst, zu versagen). Sie hatte sich zunehmend unter Druck gesetzt, perfektionistisch ihr Studium begonnen und ihre ganze Freizeit aufgewendet, um den harten Konkurrenzkampf zu bestehen. Ein bedeutender Musikdozent beachtete sie nicht und zog eine andere Musikerin im Orchester vor. Nach einer langen und lauten Orchesterprobe in einem Kellergewölbe bemerkte sie einen tagelangen Tinnitus, auf den sie im Glauben an einen bevorstehenden Hörsturz mit zunehmender Panik reagierte. Sie probte daraufhin nur noch mit einem Baumarkt-Kapselhörschutz, zog sich zurück und zweifelte schließlich daran, jemals eine erfolgreiche Musikkarriere starten zu können. Zu Hause stieß sie auf Unverständnis und erntete Spott wegen ihrer Empfindlichkeit und ihrem Plastikgeschirr. Die aktuellen Untersuchungen (Bestimmung der Unbehaglichkeitsschwelle (UBS) für Töne und Rauschen einschließlich einer Messung im Freifeld ergibt eine schwerstgradige Hyperakusis (Mini-HQ9-Score: 23 Punkte; Unbehaglichkeitsschwelle beidseitig bei 30 dB, Schnittpunkte des WHF bei 45 dB).

In der Therapie wurden die unbegründeten Ängste besprochen und ein aufbauendes Angstbewältigungstraining durchgeführt. Zur Verbesserung der massiven Schlafstörungen wurde die Patientin anstelle der in missbräuchlicher Form eingenommenen Schlafmittel auf eine Dauermedikation mit einem Antidepressivum eingestellt. Besondere Aufmerksamkeit wurde auf den Aufbau des Selbstwertgefühls und der sozialen Kompetenz gelegt. Sie lernte, sich kritisch zu artikulieren und Kritik als konstruktive Hilfe zur Steigerung der eigenen Kompetenz zu nutzen. In einer Konfrontation mit den Eltern behauptete sie sich, indem sie erstmals ihren Schmerz bei Verspottungen durch die Familie artikulierte. Dabei bemerkte sie, dass sie während der lauten Auseinandersetzung längere Zeit ihre Hyperakusis nicht mehr beachtete. Überraschenderweise kam ihr ihre Schwester zu Hilfe, die ihr wegen Ihres mutigen Auftretens Respekt zollte. So gelang es der Patientin zunehmend auf den Ohrschutz zu verzichten und den Beruhigungsmittelmissbrauch zu beenden. Auftragsgemäß nahm sie ihre Mahlzeiten im Klinikrestaurant – auch zu den lauten Kernzeiten – ein, besuchte zunehmend längere Kino- und Konzertveranstaltungen. Höhepunkt war ein Auftritt auf dem Marktplatz von Prien zur Mittagszeit, bei dem sie ein eigenes Gitarrenstück präsentierte und von einem Mitpatienten auf der Trompete begleitet wurde. Die antidepressive Medikation wurde noch weitere drei Monate fortgesetzt, das Plastikgeschirr an einen Campingplatzbesucher verschenkt, ihr alter Baumarkt-Kapselhörschutz symbolisch dem Chiemsee übergeben. Die Kontrolluntersuchungen (UBS, WHF, Mini-HQ9) ergaben eine nur noch leichte Hyperakusis (Mini-HQ9-Score: 7 Punkte; UBS: 80 dB; beidseitige Schnittpunkte des WHF bei 85 dB).

Heute studiert Christiane P. an einem anderen Ort. Sie schützt sich – wie es eigentlich für alle Übungsteilnehmer sinnvoll wäre – bei Proben in engen Räumen und lauten Orchestergräben selbstbewusst mit einem Lärmstopp, obwohl dies von Kollegen und vom Dirigenten eher mit Missfallen kommentiert wird.

Anhang

Zitierte Literatur

ADANO (1998). Empfehlungen der ADANO vom 14. März zur Retraining-Therapie. *HNO aktuell, 6,* 141–142.

Adrion, C., Fischer, C.S., Wagner, J., Gürkov, R., Mansmann, U. & Strupp, M. (2016). Efficacy and safety of betahistine treatment in patients with Meniere's disease: primary results of a long term, multicentre, double blind, randomised, placebo controlled, dose defining trial (BEMED trial). *BMJ, 352,* 6816.

Anari, M., Axelsson, A., Eliasson, A. & Magnusson, L. (1999). Hypersensitivity to sound: Questionnaire data, audiometry and classification. *Scandinavian Audiology, 28,* 219–230. http://doi.org/10.1080/010503999424653

Andersson, G., Lindvall, N., Hursti, T. & Carlbring, P. (2002). Hypersensitivity to sound (hyperacusis): a prevalence study conducted via internet and post. *International Journal of Audiology, 41,* 545–554. http://doi.org/10.3109/14992020209056075

AWMF (2015). Chronischer Tinnitus. *S3-Leitlinie 017/064.* Verfügbar unter: http://www.awmf.org/uploads/tx_szleitlinien/017-064l_S3_Chronischer_Tinnitus_2015-02.pdf

Biesinger, E., Groth, A., Höing, R. & Hölz, M. (2015). Somatosensorischer Tinnitus. *HNO, 63,* 266–271. http://doi.org/10.1007/s00106-014-2971-9

Biesinger, E., Kipman, U., Schätz, S. & Langguth, B. (2010). Qigong for the treatment of tinnitus: a prospective randomized controlled study. *Journal of Psychosomatic Research, 69,* 299–304. http://doi.org/10.1016/j.jpsychores.2010.04.013

Bleich, T., Lamprecht, F., Lamm, H. & Jäger, B. (2001). Der Langzeitverlauf des chronischen Tinnitus aurium. *Zeitschrift für Medizinische Psychologie, 10,* 79–86.

Brenz, M. (2008). *Evaluation einer biofeedbackgestützten kognitiv-behavioralen Intervention bei chronischem Tinnitus.* Promotion an der Universität Tübingen. Verfügbar unter: https://publikationen.uni-tuebingen.de/xmlui/bitstream/handle/10900/49318/pdf/Promotion_Manuela_Brenz.pdf?sequence=1&isAllowed=y

Cima, R., Maes, I., Joore, M., Scheyen, D., Refaie, A., Baguley, D. et al. (2012). Specialised treatment based on cognitive behaviour therapy versus usual care for tinnitus: a randomized controlled trial. *The Lancet, 379,* 1951–1959. http://doi.org/10.1016/S0140-6736(12)60469-3

Cramer, A. (2002). *Tinnitus: Wirksame Selbsthilfe durch Musiktherapie.* Stuttgart: Trias.

D'Amelio, R., Archonti, C., Falkai, P., Plinkert, P.K. & Delb, W. (2003). Evaluation einer psychoedukativen Intervention bei Patienten mit akutem Tinnitus. *Nervenarzt, 74* (22), 104.

Delb, W., D'Amelio, R., Archonti, C. & Schonecke, O. (2002a). *Tinnitus. Ein Manual zur Tinnitus-Retrainingtherapie.* Göttingen: Hogrefe.

Delb, W., D'Amelio, R., Falkai, P. & Plinkert, P.K. (2004). Evaluation einer psychoedukativen Intervention bei Patienten mit akutem Tinnitus. *Laryngo-Rhino-Otologie, 83* (02), 3.

Delb, W., D'Amelio, R., Boisten, C.J. & Plinkert, P.K. (2002b). Evaluation of the tinnitus retraining therapy as combined with a cognitive behavioral group therapy. *HNO, 50* (11), 997–1004.

Dobie, A. (2004). Overview: Suffering from tinnitus. In J.B. Snow (Ed.), *Tinnitus: Theory and Management* (pp. 1–15). Hamilton, London: B.C. Decker.

Fabijanska, A., Rogowski, M., Bartnik, G. & Skarzynski, H. (1999). *Epidemiology of tinnitus and hyperacusis in Poland.* 6th International Tinnitus Seminar, Cambridge, UK.

Feldmann, H. (1989). *Kulturhistorisches und Medizinihistorisches zum Tinnitus Aurium.* Karlsruhe: Harsch Verlag.

Fowler, E.P. (1948). The emotional factor in tinnitus aurium. *Laryngoscope, 58,* 145–154.

Goebel, G. (2003). *Tinnitus und Hyperakusis* (Fortschritte der Psychotherapie, Band 20). Göttingen: Hogrefe.

Goebel, G. (2008). Wenn Hören zur Qual wird. Hyperakusis – ein vernachlässigter Beschwerdekomplex bei Tinnitus und Schwerhörigkeit. *Hörakustik, 2,* 8–15.

Goebel, G. (2011a). Hyperakusis: Wenn hören zur Qual wird. *HNO Nachrichten, 41,* 20–23.

Goebel, G. (2011b). Hyperakusis: Diagnostik und therapeutische Vorgehensweise. *HNO Nachrichten, 41,* 22–27.

Goebel, G. (2016). Aktuelle Pharmastudien bei Tinnitus. In G. Hesse (Hrsg.). *Tinnitus* (S. 199–209). Stuttgart: Thieme.

Goebel, G. & Floetzinger, U. (2008). Pilot study to evaluate psychiatric co-morbidity in tinnitus patients with and without hyperacusis. *Audiological Medicine, 6,* 78–84.

Goebel, G. & Hesse, G. (2018). Neue Ansätze der apparativen Tinnitus-Therapie: Hält die „tailor-made notched music therapie" (TMNMT) was sie verspricht? *HNO-Nachrichten, 48* (5), 2–7.

Goebel, G., Hesse, G. & Mazurek, B. (2016a). Die neue interdisziplinäre S3-Leitlinie für die Therapie des chronisch-idiopathischen Tinnitus Teil 1. Tinnitustherapie: Viele Optionen, wenig Evidenz. *HNO Nachrichten, 46,* 32–35.

Goebel, G., Hesse, G. & Mazurek, B. (2016b). Die neue interdisziplinäre S3-Leitlinie für die Therapie des chronisch-idiopathischen Tinnitus Teil 2. Tinnitustherapie: Ein Königsweg existiert nicht. *HNO Nachrichten, 46,* 34–38.

Goebel, G. & Hiller, W. (1998). *Tinnitus-Fragebogen (TF).* Göttingen: Hogrefe.

Goebel, G. & Hiller, W. (2001a). *Strukturiertes Tinnitus-Interview.* Göttingen: Hogrefe.

Goebel, G. & Hiller, W. (2001b). *Verhaltensmedizinische Tinnitus-Diagnostik*. Göttingen: Hogrefe.

Goebel, G., Hiller, W., Knör, E. & Knör, H. (2006). Tinnitus ist nicht gleich Tinnitus: Ergebnisse der DTL-Mitglieder-Befragung 2004. *Sonderdruck*.

Haerkötter, C. & Hiller, W. (2001). Tinnitus und Retrainingtherapie: Zweckehe oder Liebesheirat? *Tinnitus-Forum 1:2001,* 16–18.

Hallam, R.S. (1996). *Leben mit Tinnitus*. München: Urban & Vogel.

Hazell, J.W.P. (1996). Hyperakusis und Lautheitsunbehagen. *Tinnitus-Forum, 4,* 17–21.

Hesse, G. (2016). Tinnitus als Nebenwirkung von Medikamenten. In G. Hesse (Hrsg.), *Tinnitus* (2. Aufl., S. 35). Stuttgart: Thieme.

Hesse, G. & Goebel, G. (2017). Therapie mit Gesundheits-Apps? Tinnitracks: Ein Lehrstück aus dem deutschen Gesundheitswesen. *HNO-Nachrichten, 47,* 2–4.

Hesser, H., Weise, C., Westin, V.Z. & Andersson, G. (2010). A systematic review and meta-anlysis of randomized controlled trials of cognitive-behavioral therapy for tinnitus distress. *Clinical Psychology Review, 31* (4), 545–553.

Jastreboff, P.J. & Hazell, J.W.P. (1993). A neurophysiological approach to tinnitus: clinical implications. *British Journal of Audiology, 27,* 7–17. http://doi.org/10.3109/03005369309077884

Jastreboff, P.J. & Hazell, J.W.P. (2008). *Tinnitus Retraining Therapy Implementing the Neurophysiological Model.* Cambridge University Press.

Kim, J.I., Choi, J.Y., Lee, D.H., Choi, T.Y., Lee, M.S. & Ernst, E. (2012). Acupuncture for the treatment of tinnitus: a systematic review of randomized clinical trials. *BMC Complementary and Alternative Medicine, 12,* 97.

Kreuzer, P., Goetz, M., Holl, M., Schecklmann, M., Landgrebe, M., Staudinger, S. & Langguth, B. (2012). Mindfulness-and body-psychotherapy-based group treatment of chronic tinnitus: a randomized controlled pilot study. *BMC Complementary and Alternative Medicine, 12,* 235–243.

Kröner-Herwig, B., Hebing, G., van Rijn-Kalkmann, U., Frenzel, A., Schilkowsky, G. & Esser, G. (1995). The management of chronic tinnitus: Comparison of a cognitive-behavioral group training with Yoga. *Journal of Psychosomatic Research, 39* (2), 153–165.

Martinez-Devesa, P., Perera, R., Theodoulou, M. & Waddell, A. (2010). Cognitive behavioural therapy for tinnitus. *Cochrane Database of Systematic Reviews, 8,* CD005233.

Meikle, M., Stewart, B., Griest, S. & Henry, J. (2008). Tinnitus Outcomes Assessment. *Trends in Amplification, 12,* 223–235. http://doi.org/10.1177/1084713808319943

Olderog, M., Langenbach, M., Michel, O., Brusis, T. & Köhle, K. (2004). Prädiktoren und Mechanismen der ausbleibenden Tinnitus-Toleranzentwicklung – eine Längsschnittstudie. *Laryngo-Rhino-Otologie, 83,* 5–13. http://doi.org/10.1055/s-2004-814235

Pantev, C., Rudack, C., Stein, A., Wunderlich, R., Engell, A., Lau, P. et al. (2014). Study protocol: Münster tinnitus randomized controlled clinical trial-2013 based on tailor-made notched music training (TMNMT). *BMC Neurology, 14,* 40–48. http://doi.org/10.1186/1471-2377-14-40

Pilgramm, M., Rychlik, R., Lebisch, H., Siedentop, H., Goebel, G. & Kirschoff, D. (1999). Tinnitus in der Bundesrepublik Deutschland. Eine repräsentative epidemiologische Studie. *HNO aktuell, 7,* 261–265.

Plewnia, C., Vonthein, R., Wasserka, B., Arfeller, C., Naumann, A., Schraven, S. & Plontke, S. (2012). Treatment of chronic tinnitus with theta burst stimulation: a randomized controlled trial. *Neurology, 78,* 1628–1634. http://doi.org/10.1212/WNL.0b013e3182574ef9

Ross, U. (2006). *Tinnitus. So finden Sie wieder Ruhe.* München: GU.

Sanchez, T. & Rocha, C. (2011). Diagnosis and management of somatosensory tinnitus: review article. *Clinics, 66,* 1089–1094. http://doi.org/10.1590/S1807-59322011000600028

Schaaf, H. (2013). *Morbus Menière. Krieg im Innenohr.* Berlin: Springer.

Sood, S.K. & Coles, R.R. (1988). Hyperacusis and phonophobia in tinnitus patients. *British Journal of Audiology, 22,* 228.

Stein, A., Wunderlich, R., Lau, P., Engell, A., Wollbrink, A., Shaykevich, A. et al. (2016). Clinical trial on tonal tinnitus with tailor-made notched music training. *BMC Neurology, 16,* 38–55. http://doi.org/10.1186/s12883-016-0558-7

Svoboda, T. & Stein, A. (2008). *Regulationstraining bei Tinnitus.* Doppel-CD. Iserlohn: VTM.

Szecsenyi, J. & Sandholzer, H. (1995). *Hörstörungen in der Allgemeinpraxis. Eine Studie zur Früherkennung von Hörstörungen bei 560 hausärztlichen Patienten. Im Auftrag der „Sektion Hören" im Deutschen Grünen Kreuz.* Marburg: Kilian.

Thora, C. & Goebel, G. (2006). *Tinnitus-Bewältigung. Das Selbsthilfeprogramm.* München: TIBEZ.

Vernon, J. (1987). Pathophysiology of tinnitus: a special case – hyperacusis and a proposed treatment. *American Journal of Otology, 8,* 201–202.

Vrticka, K. (2000). *Franz Kafkas otolaryngologische Krankengeschichte.* ORL Highlights 7, Nr. 4. Heidelberg: Median-Verlag.

Weise, C., Heinecke, K. & Rief, W. (2008). Biofeedback-Based Behavioral Treatment for Chronic Tinnitus: Results of a Randomized Controlled Trial. *Journal of Consulting and Clinical Psychology, 76* (6), 1046–1057.

Wise, K., Rief, W. & Goebel, G. (1998). Meeting the expectations of chronic tinnitus patients: Comparison of a structured group therapy program for tinnitus management with a problem-solving group. *Journal of Psychosomatic Research, 44* (6), 681–685.

Wölk, C. & Seefeld, B. (1999). The effects of managing hyperacusis with maskers (noise generators). In J. Hazell (Ed.). *Proceedings of the Sixth International Tinnitus Seminar* (pp. 512–514). Cambridge: Oxford University Press.

Zenner, H.-P. (2002). Beethovens Taubheit: „Wie ein Verbannter muß ich leben". *Deutsches Ärzteblatt, 99* (42), 2762–2766.

Literaturempfehlungen

Goebel, G. (2014). *Tinnitus von A bis Z. Überarbeitung und Aktualisierung*. Eigenverlag der DTL: Wuppertal.

Deutsche Tinnitus-Liga e.V. (2017). *DTL Klinik-Wegweiser für die Behandlung von Tinnitus, Hörsturz und Morbus Menière*. Eigenverlag der DTL: Wuppertal.

Deutsche Tinnitus-Liga e.V. (DTL). *Tinnitus-Forum*. Mitgliederzeitschrift der Deutschen Tinnitus-Liga.

Goebel, G. (2003). *Tinnitus und Hyperakusis* (Fortschritte der Psychotherapie, Band 20). Göttingen: Hogrefe.

Hilfreiche Adressen

Deutsche Tinnitus-Liga e.V.
Postfach 210351
D - 42353 Wuppertal
E-Mail: dtl@tinnitus-liga.de
www.tinnitus-liga.de

Die Deutsche Tinnitus-Liga (DTL) bietet Ärzten und Patienten u.a. einen Klinikwegweiser für die Tinnitus-, Hörsturz- und Morbus Menière-Behandlung sowie eine Liste von ambulanten Tinnitus-Retraining-Therapie-Zentren.

Österreichische Tinnitus-Liga (ÖTL)
Postfach 9
A - 8052 Graz
www.oetl.at
Schweizer Tinnitus-Liga (STL)
Sekretariat STL: Luise Sigron

Bombachhalde 28
CH – 8049 Zürich
E-Mail: info@tinnitus-liga.ch
www.tinnitus-liga.ch

Vereinigung Akustikus Neurinom (VAN) e. V.
Gemeinnützige Patienten-Selbsthilfeorganisation
E-Mail: info@akustikus.de
www.akustikus.de

Buchtipps

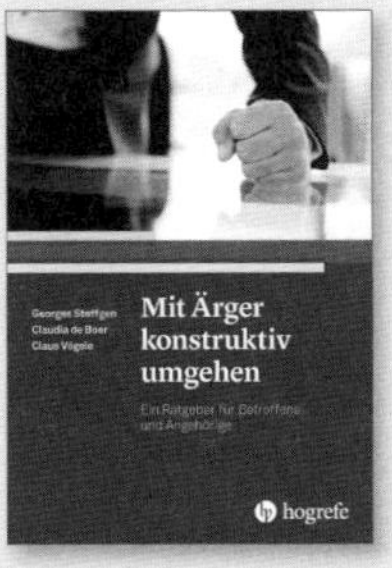

Georges Steffgen / Claudia de Boer / Claus Vögele
Mit Ärger konstruktiv umgehen
Ein Ratgeber für Betroffene und Angehörige

(Reihe: „Ratgeber zur Reihe Fortschritte der Psychotherapie", Band 34)
2016, 85 Seiten, Kleinformat,
€ 9,95 / CHF 13.50
ISBN 978-3-8017-2653-9
Auch als eBook erhältlich

Dieser Ratgeber wendet sich an Personen, die sehr häufig intensiven Ärger erleben. Er zeigt anhand von Beispielen und Übungen, wie Ärger sozial verträglich ausgedrückt werden kann.

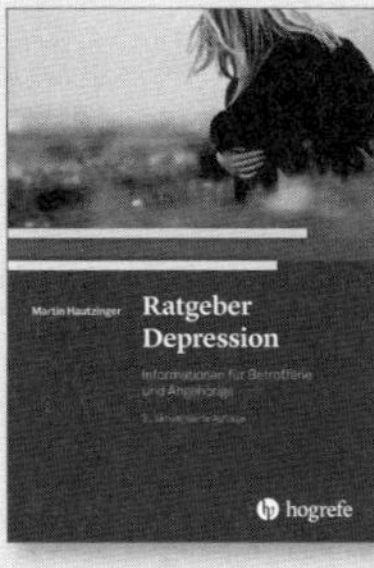

Martin Hautzinger
Ratgeber Depression
Informationen für Betroffene und Angehörige

(Reihe: „Ratgeber zur Reihe Fortschritte der Psychotherapie", Band 13)
2., akt. Auflage 2018,
76 Seiten, Kleinformat,
€ 8,95 / CHF 11.90
ISBN 978-3-8017-2860-1
Auch als eBook erhältlich

Der Ratgeber klärt Betroffene und Angehörige über die Symptome, den Verlauf und die Ursachen von Depressionen auf. Er informiert über Behandlungsmöglichkeiten und stellt Selbsthilfemöglichkeiten vor.

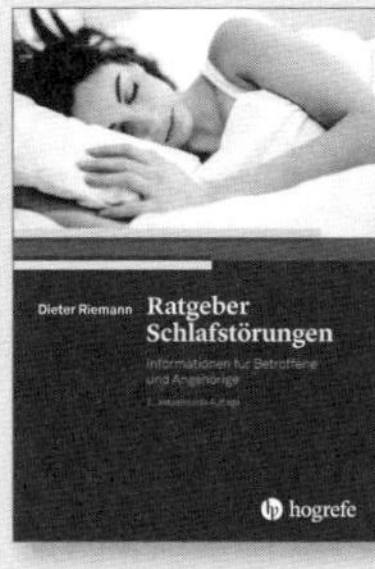

Dieter Riemann
Ratgeber Schlafstörungen
Informationen für Betroffene und Angehörige

(Reihe: „Ratgeber zur Reihe Fortschritte der Psychotherapie", Band 2)
2., akt. Auflage 2016,
71 Seiten, Kleinformat,
€ 9,95 / CHF 13.50
ISBN 978-3-8017-2745-1
Auch als eBook erhältlich

Die Neuauflage des Ratgebers stellt wirkungsvolle verhaltenstherapeutisch orientierte Maßnahmen zur Reduktion von Schlafstörungen dar.

www.hogrefe.com

hogrefe